KB058218

상에 따라 누구나 쉽게할 수 있는

마사지로 치료할 수 있는
질병과 건강비법

문지르기만 하면 아픈 것이 없어지는 신통(神通)한 마사지!

편저 : 대한건강증진치료연구회

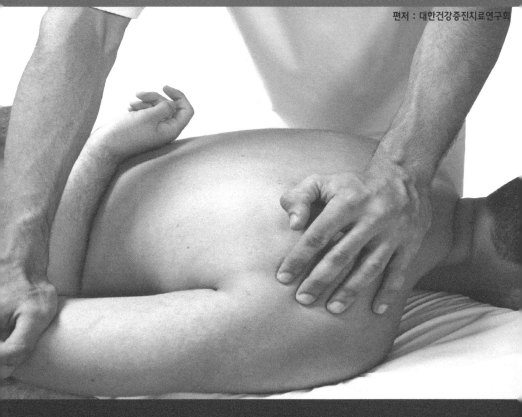

법문북스

문지르기만 하면 되는

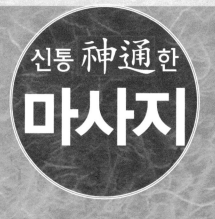

신통 神通 한
마사지

문지르기만 하면 아픈 것이 없어지는 신통(神通)한 마사지

26 마사지 급소 치료법

28 간이 나쁠 경우의 증상과 진단법

29 임맥이 나쁠 경우의 증상과 진단법

30 콩팥[腎]이 나쁠 경우의 증상과 진단법

32 폐(肺)가 나쁠 경우의 증상과 진단법

33 위장이 나쁠 경우의 증상과 진단법

35 심포(심장의 외막)가 나쁠 경우의 증상과 진단법

36 심장이 나쁠 경우의 증상과 진단법

38 소장이 나쁠 경우의 증상과 진단법

39 대장이 나쁠 경우의 증상과 진단법

40 삼초가 나쁠 경우의 증상과 진단법

41 비가 나쁠 경우의 증상과 진단법

42 방광(膀胱)이 나쁠 경우의 증상과 진단법

43 독맥이 나쁠 경우의 증상과 진단법

44 담이 나쁠 경우의 증상과 진단법

이럴 때는 이 급소를 마사지하면 효과가 있다.

46 피곤 및 피로할 경우 태계를 마사지하라.

48 눈이 침침할 경우 수천을 마사지하라.

50 발기불능일 경우 음곡을 마사지하라.

52 정력을 증강할 경우 관원을 마사지하라.

54 성욕이 감퇴되었을 경우 슬관을 마사지하라.

56 과로로 지친 몸을 풀 경우 노궁을 마사지하라.

58 당뇨병으로 인한 황달일 경우 비수를 마사지하라.

60 두통이 발생할 경우 천주를 마사지하라.

62 설사를 멈추게 할 경우 어제를 마사지하라.

64 배탈 및 변비가 있을 경우 천추를 마사지하라.

66 심한 기침이 날 경우 협백을 마사지하라.

68 팔이 아프거나 저릴 경우 척택을 마사지하라.

70 위장이 더부룩한 경우 불용을 마사지하라.

72 위장이 좋지 않을 경우 지창을 마사지하라.

74 치통과 이통이 있을 경우 하관을 마사지하라.

76 혈압이 높을 경우 인영을 마사지하라.

78 목이 마르고 식욕이 없을 경우 신문을 마사지하라.

80 눈 꼬리 잔주름을 제거하려면 동자료를 마사지하라.

82 발이나 무릎의 피로를 풀려면 거료를 마사지하라.

84 식욕이 부진할 경우 지기를 마사지하라.

86 발과 무릎이 피로할 경우 삼음교를 마사지하라.

88 소화불량일 경우 경문을 마사지하라.

90 어깨의 뻐근함을 치료할 경우 견정을 마사지하라.

92 무릎이 시리고 아플 경우 음릉턴을 마사지하라.

94 고혈압이 있을 경우 천정을 마사지하라.

96 설사가 날 경우 상양을 마사지하라.

98 손목에 이상이 있을 경우 양계을 마사지하라.

100 50대의 견비통일 경우 견우를 마사지 하라.

102 마음이 초조할 경우 삼리를 마사지 하라.

104 코가 막힐 경우 영향을 마사지하라.

106 혈압을 낮추려고 할 경우 부돌를 마사지하라.

108 코가 막혔을 경우 곡차를 마사지하라.

110 대인공포증이 있는 경우 신도를 마사지 하라.

112 체력을 증강시키려고 할 경우 명문을 마사지하라.

114 감기로 발생한 통증일 경우 풍문을 마사지하라.

신
통
神
通
한

마
사
지

스스로 문지르면 아픈 것이 없어지는 신통한 마사지

116 굽은 허리를 펴려고 할 경우 부분을 마사지하라.

118 급체일 경우 격관을 마사지하라.

120 기침으로 옆구리 통증이 있을 경우 격수을 마사지하라.

122 눈의 통증이 있을 경우 찬죽을 마사지하라.

124 만성적인 냉증일 경우 고황을 마사지하라.

126 목과 어깨가 뻣뻣할 경우 백호를 마사지하라.

128 몸이 피로할 경우 삼초수를 마사지하라.

130 발과 무릎의 피로를 풀 경우 신수를 마사지하라.

132 관절증으로 인한 무릎통증일 경우 위양을 마사지하라.

134 신경질 및 흥분이 일어날 경우 옥침을 마사지하라.

136 스태미나를 증강시킬 경우 지실을 마사지하라.

138 야뇨증일 경우 방광수를 마사지하라.

140 어린이에게 경기가 있을 경우 대저를 마사지하라.

142 여성의 생리통일 경우 상료를 마사지하라.

144 위가 나쁠 경우 위수를 마사지하라.

146 장딴지가 부을 경우 승산을 마사지하라.

148 코에 이상이 있을 경우 비양을 마사지하라.

150 콧구멍 속에 병이 생겼을 경우 통천을 마사지하라.

152 폐 기능이 나쁠 경우 폐수를 마사지하라.

154 발이 냉할 경우 태백을 마사지 하라.

156 생리불순일 경우 혈해를 마사지 하라.

158 설사와 변비가 있을 경우 대횡을 마사지하라.

160 어지러운 현훈증일 경우 충문을 마사지하라.

162 헛배가 부를 경우 상구를 마사지하라.

164 머리가 충혈 되어 열이 오를 경우 천정을 마사지하라.

166 목이 한쪽으로 굽어질 경우 천유를 마사지하라.

168 손가락 마비가 올 경우 관충을 마사지하라.

170 차멀미 및 뱃멀미할 경우 예풍을 마사지하라.
172 팔에 힘이 없을 경우 양지를 마사지하라.
174 목이 아플 경우 천용을 마사지하라.
176 수족이 저릴 경우 견정을 마사지하라.
178 시력이 약해질 경우 천궁을 마사지 하라.
180 손이 화끈거릴 경우 소부를 마사지하라.
182 암내가 있을 경우 극천을 마사지 하라.
184 팔의 통증이 있을 경우 소해를 마사지하라.
186 생리가 고르지 못할 경우 음포를 마사지하라.
188 야뇨증이 있을 경우 태돈을 마사지하라.
190 허리가 시릴 경우 음렴을 마사지하라.
192 가슴 부근이 아플 경우 천지를 마사지하라.
194 심장발작이 있을 경우 내관을 마사지하라.
196 팔 신경통이 있을 경우 곡택을 마사지하라.
198 팔 통증과 마비가 올 경우 대릉을 마사지하라.
200 무병장수를 하려는 경우 족삼리를 마사지하라.
202 신경성위장병일 경우 여태를 마사지하라.
204 안면마비나 경련이 일어났을 경우 사백를 마사지하라.
206 위경련 통증일 경우 양구를 마사지하라.
208 위암 초기일 경우 기사를 마사지하라.
210 뚱뚱하거나 마른 여성일 경우 중완을 마사지하라.
212 배가 차서 아플 경우 신궐을 마사지하라.
214 위장이 약해 설사를 할 경우 황수를 마사지하라.
216 생리불순일 경우 조해를 마사지 하라.
218 목이 쉴 경우 운문(雲門)을 마사지하라.

마사지 치료법

증상을 완화시키는 치료법에는 마사지와 지압과, 침, 뜸질 등이 있다. 이중에서 가장 간편한 것은 손가락을 이용하는 마사지와 지압이다. 마사지와 지압은 급소를 자극하여 신과 근육기능의 흥분을 완화시킨다.

■ 급소 문지르기(해석술)

순환계를 따라 손바닥(또는 엄지손가락, 네 손가락)을 작은 원모양으로 그리면서 비벼나가면 된다. 이때 손목과 팔꿈치를 고정시키지 않으면 피부가 벗겨질 가능성이 있다.

■ 급소 쓰다듬기

순환계를 따라 손바닥(또는 엄지손가락, 네 손가락)으로 적당한 압박을 가하면서 쓰다듬는다.

■ 급소 문지르기+주무르기

순환계를 따라 신체 중 뻐근한 부분이나 딱딱하게 응어리진 곳을 풀어주는 방법이다. 손바닥(또는 엄지손가락, 네 손가락)을 급소에 붙인 후 누르는 힘이 처음과 끝이 같아야 한다.

■ 급소 누르기(마사지 지압)

순환계를 따라 손바닥(도는 엄지손가락, 네 손가락) 전체로 눌러주는데, 처음에는 가볍게 시작하여 서서히 강하게 누르면 된다. 이때 급소마다 3~5초 정도 누르면 된다.

간이 나쁠 경우

간은 신(콩팥)과 함께 인간의 생명을 좌지우지하는 기능을 갖고 있다. 우리 몸의 중요한 장기를 거치는 급소에서 나타나는 증상을 보면 육체적?정신적인 면이 동시에 포함되어 있다. 또한 남녀성기의 증상이 나쁠 때 효험을 주는 급소이기도 하다. 간 순환계는 엄지발가락 끝에 있는 급소 태돈에서 시작된다.

간의 위치

간은 가로막 바로 밑 오른쪽에 있는 기관으로 탄수화물을 저장하고 단백질이나 당의 대사를 조절함과 동시에 해독작용까지 한다.

간이 나쁠 때의 증상과 치료법

목이 마르거나, 가슴이 답답하거나, 구토증세나, 설사를 자주하거나, 가운데 발가락 발톱 끝이 아프거나, 한기나 열이 있거나, 요통(여성)이 있거나, 밤만 되면 오줌소태가 나타거나, 서혜부에서 음부에 걸쳐 통증이 오거나 등의 증상이 있다.

이럴 땐 급소 태돈을 시작되는 열두 개의 순환계에 위치한 급소들은 마사지하면 효과가 있다.

임맥이 나쁠 경우

임맥은 급소 회음에서 시작되어 아랫배, 배, 가슴, 목으로 올라가 아래턱 급소 승장에서 끝나는데 모두 중앙선에 급소들이 모여 있다. 이곳은 여성의 임신과 부인과질환에 효과가 탁월한 급소들이다. 또한 회음부에서 배꼽까지 일직선으로 나란히 있는 급소 회음, 곡골, 중극 등은 비뇨와 성병치료에 꼭 필요한 곳이다.

임맥의 위치

기경 팔맥의 하나로 회음에서 시작해 몸 앞쪽의 중심선을 따라 아랫입술 밑의 혈인 승장에 이르는 경락을 말한다

임맥이 나쁠 때의 증상과 진단법

남성의 내결증상은 임맥을 따라 뱃속에 딱딱한 응어리와 장에 가스가 많아지는 질환으로 양의에서는 이것을 백선이라고 한다. 또한 여성의 불임증이과 생리이상 등의 증상이 나타나면 이 급소를 마사지해주면 효과가 있다.

여기에 기술하지 않은 급소 중에서도 그 중요성에서 우열을 가리기 힘든 급소가 몇 개 있는데 회음, 구미, 음교, 석문 등이 그것이다.

콩팥[腎]이 나쁠 경우

신(腎)은 척추동물의 비뇨기와 관련된 장기의 하나다. 체내에 생긴 불필요한 물질을 몸 밖으로 배출시키고, 체액의 조성이나 양을 일정하게 유지시킨다.

콩팥의 급소는 모두 21개로 발바닥 중간급소인 용천에서 복사뼈와 장딴지 및 무릎 밑 급소인 음곡을 통해 넓적다리를 지나서 꼬리뼈 끝에 다다른다. 이곳에서 급소 장강(독맥에 속하는 혈. 항문과 꼬리뼈 끝 사이의 중간 부위)을 돌아 배꼽양편에 있는 급소 황수를 지나 콩팥으로 들어간다.

여기서부터 여러 갈래로 퍼지는데 이중에서 경락의 하나인 임맥(회음부에서 생겨, 똑바로 배꼽을 지나 상행하여 흉골을 따라 목을 통해 입술에 이른다. 이곳엔 두세 개의 경혈이 있다)을 지나 방광을 한 바퀴 돈다.

다른 하나는 간장과 횡격막을 지나 폐에 이른다. 폐로 들어간 가지는 또다시 여러 갈래로 퍼지는데, 그중 하나가 기관(氣管)을 통과하여 혀에, 다른 하나는 심장을 통과해 급소 전중(좌우 젖무덤 가운데)에서 심장의 외막인 심포의 순환계와 엇갈려 있다.

콩팥이 나쁠 때의 증상과 치료법

　겨울이 되면 증상이 더 심해지는데, 검은 얼굴에 윤기가 없고 입안이 뜨거워서 혀가 마르며 목이 붓는다. 숨이 차고 현기증이 있으며 배가 고프지만 입맛이 없다. 잦은 설사와 몸이 피곤하며 몸이 여윈다. 또 요통과 함께 남자는 정력이 약해진다.

　급소 신수, 옆구리 제12늑골 첨단에 있는 경문, 급소 황수 등을 눌러보면 콩팥의 순환계에 일어나는 이상 유무를 알 수가 있다.

폐(肺)가 나쁠 경우

폐의 순환계는 폐를 중심으로 가슴을 거쳐 팔과 손바닥으로부터 엄지손가락의 손톱 언저리까지 이른다. 폐의 질환으로 나타나는 증상을 완화시키는 급소들이 이곳에 모여 있다. 따라서 급소는 순환계의 흐름이 막히거나 고이는 곳이기 때문에 이것을 제거하면 된다.

폐의 위치

공기호흡을 담당하는 기관으로 흉강 좌우에 한 쌍으로 위치하고 있다.

폐가 나쁠 때의 증상과 진단법

폐의 기능이 약해지면 얼굴이 상기되거나, 입안이 마르거나, 가슴이 답답하거나, 기침이 나거나, 가슴이 두근거리거나, 숨이 차거나, 팔에서 손목까지 아프거나, 저리면서 손바닥이 화끈거리거나, 피부가 거칠고 윤기가 없거나 희어지는 등의 증상이 나타난다.

이럴 경우에는 폐의 순환계에 있는 급소들을 쓰다듬거나, 누르거나, 침구요법이나, 뜸질 등을 하면 효과가 있다.

위장이 나쁠 경우

보편적으로 얼굴이 검어진 사람은 위가 좋지 않다. 염산을 함유한 위액을 분비하여 섭취한 음식물을 산성으로 변화시키고, 펩신이란 효소를 만들어 단백질을 펩톤으로 삭이는 기능을 한다.

위에서 아래로 길게 늘어져 있어 급소가 많은데, 위의 순환계는 영향(수양명대장경에 속하는 혈이다. 콧방울에서 바깥쪽으로 다섯 푼 되는 곳에 있음)에서 코 옆을 통해서 좌우 눈초리에서 엇갈리고, 눈구석에서 윗니로 들어가 아랫입술의 가운데서 엇갈린다.

또 턱에서 두 곳으로 갈라지는데, 하나는 이마 위까지, 다른 하나는 쇄골 위의 움푹 들어간 곳에서 또다시 두 갈래로 나눠진다. 하나는 배와 위장과 췌장을 돈다. 다른 하나는 서혜구(두 다리 사이)에서 넓적다리의 앞쪽으로 내려가 몇 갈래로 나누어져 둘째 발가락 끝에 다다른다.

위장이 나쁠 경우의 증상과 진단법

흔한 증상은 신체 부조화 즉 두통이 있는데 이것은 앞머리, 눈, 뒤통수에서 나타난다. 위장장애나, 코가 막히거나, 코피가 나거나, 위가 나쁘거나, 구진이 있거나, 목구멍이 붓고 목이 아프거나, 배가 더부룩하거나, 나른하거나, 넓적다리와 무릎과 정강이와 발등과 둘째 발가락이 저리거나 통증이 나타난다.

얼굴 또는 피부가 검은 빛이 돌고 윤기가 없으며, 입술이 말라서 터진다. 목소리 또한 밝지 못하고 발음이 센다. 이외에 여름을 잘 타고 단 것을 선호하며, 기름기가 적은 것을 좋아한다. 또한 오래 서 있으면 힘줄이 당겨 주저앉는다.

환자를 반듯이 눕혀 명치와 배꼽 사이엔 오른손, 아래쪽엔 왼손을 얹어 가볍게 눌러보면 통증이 있다. 또한 흉추에 손가락으로 힘주어 눌러보면 딱딱한 응어리가 있으며 아프다. 이런 통증이 나타나면 위에 이상이 있는 것이다.

심포(심장의 외막)가 나쁠 경우

손바닥이 뜨거우면 심장에 이상이 있다. 심장을 둘러싸고 있는 외막이 심포다. 심포를 관장하고 있는 것이 심포의 순환계다.

콩팥에서 갈라진 순환계는 횡격막을 뚫고 세 개의 급소인 상완, 중완, 음교로 갈라져 삼초를 거친다. 여기서 한 갈래가 가슴을 돌아 옆구리를 거쳐 유두 바로 옆에 머문다. 이곳에서 겨드랑이를 돌아서 팔뚝 안으로 내려가 손바닥 중앙을 거쳐 가운데 손가락 끝에 머문다. 이때 유두로 들어간 경로는 9개의 급소를 가지고 있는데, 이것이 심포 순환계의 급소들이다.

심포(심장의 외막)가 나쁠 경우의 증상과 진단법

얼굴이 상기되면서 혈압이 오르고 열이 나며 고통스럽다. 동계가 일어나고 눈이 노래지며 가슴에서 허리까지 통증이 있다. 팔에 심한 통증과 마비가 온다.

손바닥이 뜨거우면 심장에 이상이 생기는데, 이때 활용되는 것이 심포맥에 속한 9개의 급소들이다.

심장이 나쁠 경우

증상은 먼저 눈이 몹시 충혈 되면서 목이 타거나 명치에 통증이 있다. 또한 팔뚝에서 팔꿈치, 팔목에서 손바닥(뜨거워질 때도 있음)과 새끼손가락까지 차가워지고 심한 통증과 순환계는 심장에서 몸통중심부를 거쳐 횡경막을 지나서 소장까지 미친다. 이것을 기점으로 갈라진 가지가 심장으로부터 목구멍 양쪽을 거쳐 눈까지 이어진다. 심의 순환계에서 실제로 활용되는 급소는 겨드랑이에 있다. 이 겨드랑이에서 급소 극천을 지나 팔뚝을 통해 새끼손가락 방향으로 내려온다. 여기서 팔꿈치를 거쳐 팔목 관절까지 내려와 손바닥을 통해 약손가락과 새끼손가락 사이를 지나 새끼손가락 손톱근처에서 머문다.

심장이 나쁠 때의 증상과 진단법

저림 현상이 있다. 이럴 땐 심장 순환계 급소들을 가볍게 마사지 지압하거나 침구요법 등을 활용하면 된다. 그리고 얼굴이 붉어지고 옆머리와 목, 손목, 배, 발등 등의 맥이 강하게 발작한다. 발음은 대단히 또렷하고 맑지만 ㄴ, ㄷ, ㄹ행렬의 발음이 부정확하다.

성격은 강해서 감정적으로 흐르는데, 다정다감한 사람에게 많이 발병된다. 이런 사람들은 여름이 되면 쉽게 피로하고 토스트, 군고기, 절여 말린 생선을 선호한다.

심장에 이상이 있는 사람들은 명치근처의 급소인 거궐과 좌우 견갑골 사이에 있는 급소 십수를 가볍게 누르면 통증이 있거나 응어리가 만져진다.

소장이 나쁠 경우

소장은 소화와 흡수의 생리작용을 수행하는 중요한 장기다. 배꼽 위 약 3㎝ 정도에 있는 급소 수분 근처에서 소장이 끝나 대장으로 이어져 있다. 또 소장경은 손등 쪽 새끼손가락 끝에 있는 급소 소택에서 시작해 새끼손가락을 거쳐 팔꿈치에 이르고, 다시 위 팔뚝의 바깥쪽에서 겨드랑이 밑 뒤쪽으로 뻗어 나와 어깻죽지와 어깨를 거쳐 등뼈의 제9경추 근방에서 속으로 들어간다. 여기서 또다시 대장을 한 바퀴 돌아 어깨앞쪽으로 나와 목 옆 부분의 굵은 근육 옆을 지나 볼을 통해서 귀로 나온다. 이곳에서 갈려 볼을 통해 눈 밑에 이르고 이어서 코끝부분에 이르러 끝난다.

소장이 나쁠 때의 증상과 진단법

눈이 노래지거나, 소리가 잘 들리지 않거나, 볼이 붓거나, 목이 아프거나, 머리가 무겁거나, 위 팔뚝에서 팔꿈치를 거쳐 팔목까지 아픈 증상이 나타난다.

이럴 경우에 양쪽 허리뼈 안쪽과 배골과 요골 사이의 홈에 있는 소장수, 배꼽의 약 10㎝ 정도 아래에 있는 급소 관원에 통증과 응어리가 있다.

대장이 나쁠 경우

　대장은 폐 순환계와 밀접한 관계가 있다. 즉 폐에 질환이 있으면 영양이 나빠져 피부색이 희어지고, 호흡기계통이 좋지 않을 때도 영양실조가 나타난다. 따라서 소화를 관장하는 대장이 좋아지면 건강이 자연스럽게 좋아지기　때문이다. 대장의 순환계는 집게손가락에서 앞 팔의 엄지손가락 쪽을 따라 곧장 위로 올라가 팔꿈치 위팔을 지나 등뼈로 나온다. 그런 후 목덜미 근원부로 들어가 여기서 쇄골의 패인 곳을 지나 가슴속으로 들어가 폐까지 내려간다. 폐 속을 순환한 후에 대장으로 이어져 그곳에서 돌면서 순환계가 끝난다. 이 순환계에 나열되어 있는 것이 대장 급소들이다.

대장이 나쁠 때의 증상과 진단법

　눈이 노래지거나, 이빨이 아프거나, 코가 막히거나, 코피가 터지거나, 입안이 마르거나, 목 안이 붓고 아프거나, 어깨에서 팔과 집게손가락까지 아픈 증상이 나타난다.

　이럴 경우 배꼽 양쪽에서 약간 떨어진 곳의 급소 천추와 제4요추 양쪽에 있는 급소 대장수에 힘줄이 불거져 딱딱하고 가볍게 누르기만 해도 따끔하다.

삼초가 나쁠 경우

삼초의 순환계는 심포의 순환계가 끝나는 약손가락 손톱 근처에 있는 급소 관충에서 시작되어 손목, 아래팔뚝, 위 팔뚝의 뒷면을 타고 올라와 어깨에 있는 급소 천료(50대의 견비통 치료에 효과가 있음), 병풍, 견정 등을 거쳐 쇄골의 급소 결분으로 들어간다. 여기서 신체 앞을 지나 전중에서 심포를 거쳐 세 가닥으로 갈라진다.

삼초가 나쁠 때의 증상과 치료법

귀가 어둡거나, 눈 꼬리가 아프거나, 볼이 아프거나, 목구멍이 부어서 아프거나, 얼굴에 통증이 있거나, 목에서 아래턱, 어깨에서 위 팔뚝과 팔꿈치, 아래팔뚝의 바깥부분에서 엄지손가락에 통증이 나타난다.

비가 나쁠 경우

비는 현대의학에서 췌장이라고 한다. 비(췌장)에서 만들어진 인슐린은 체내에서 당의 소화를 촉진, 조직과 근육에 적당량을 보급한다.

비의 위치

위장 바로 뒤에 나뭇잎처럼 달려있는 암황색 장기로 췌액을 분비하고 있다. 췌액은 위장에서 소화된 것을 다시 한번 거 소화시키는 작용을 한다.

비가 나쁠 경우의 증상과 치료법

혀가 굳어지거나, 명치와 위장 부근이 답답하고 아프거나, 구역질이 나거나, 트림이 나거나, 설서와 변비에 시달리거나, 발이 차갑거나, 오래 서 있으면 무릎부근이 부어오르거나, 몸이 나른하거나, 뼈마디가 아프거나, 불면증 등이 나타난다.

이런 증상일 경우엔 비의 순환계에 있는 급소들을 마사지해주면 증상완화에 효과가 있다.

방광(膀胱)이 나쁠 경우

방광의 급소는 머리에서부터 어깨, 등마루, 허리, 선골부, 둔부, 대퇴부, 하퇴의 뒤 쪽을 거쳐 새끼발가락에까지 이르는 긴 순환계다. 방관에 이상이 생기면 머리피부에 이상이 나타난다. 방광은 척추동물의 신장에서 흘러나오는 오줌을 저장했다가 일정한 양이 되면 요도를 통해 배출시키는 주머니 모양의 배설기관이다.

방광의 위치

소골반 안에 있으며 남자는 직장 앞에, 여자는 자궁과질 윗부분에 위치한다.

방광이 나쁠 경우의 증상과 치료법

먼저 머리 부위에 질환이 나타나는데, 예를 들면 눈이 피로해 나타나는 두통과 머리가 무거우며, 머리의 혈액순환이 원활하지 못해 피부가 찌릿하거나, 코피가 나거나, 코가 막히거나, 방광순환계의 근육과 관절이 아플 때 통증이 나타난다. 나이가 먹을수록 목, 허리, 어깨, 팔, 등, 엉덩이, 다리 등에 통증이 나타나거나 마비가 온다. 또한 고관절통, 좌골신경통, 장딴지 경련, 치질 등도 있다.

독맥이 나쁠 경우

머리에서 항문까지 밑으로 이어져 있는 독맥과 임맥은 삼초, 즉 흉부, 복부, 골반내장의 기능에 영향을 주는 에너지 순환계를 말한다. 이것은 성기, 항문, 척추, 머리, 코 등 몸 전체에 걸쳐 있다.

독맥의 위치

기경팔맥의 하나로 회음부에서 시작해 등 척추 중앙선을 따라 위로 올라가 목을 지나 머리 정수리를 넘어 윗잇몸의 중앙에 이르는 경맥을 말한다.

독맥이 나쁠 경우의 증상과 치료법

독맥이 막히면 머리부위에 나타나는 질병이나, 성기 장애로 나타나는 다양한 증상, 소화나 호흡기의 여러 증상들이 나타난다. 즉 아랫배에서 명치까지 통증이 있거나, 몸을 앞뒤로 구부렸다 펴면 심한 통증이 나타나거나, 열로 얼굴이 상기되거나, 순간적으로 찌르는 듯 한 심한 통증이 오거나, 목이 마르고 아픈 증상이 있다.

담이 나쁠 경우

쓸개를 말한다. 담을 지나는 순환계는 머리에서 발까지 이르는데, 이에 속해하는 급소의 수가 무려 43개다. 순환계는 눈 꼬리부터 시작해 귀 뒤에 있는 완골로 들어간다. 여기서 이마와 귓바퀴를 돌아서 안쪽 눈 꼬리에 있는 급소 동자료를 거쳤다가 다시 측부두를 둥글게 돌아 목덜미에 있는 급소 풍지로 들어간다. 이곳에서 갈라져 하나는 어깨로 다른 하나는 귀로 들어가 아래턱과 뺨을 돌아 쇄골 상부로 나온다.

담이 나쁠 경우의 증상과 치료법

두통이나, 몸의 측면 통증(목을 옆으로 돌릴 때 머리로부터 목 밑에 까지 통증이 있거나, 겨드랑이 밑과 옆가슴이 아프거나, 무릎과 장딴지 바깥쪽이 아플 때)이나, 얼굴과 피부가 피로하거나, 윤기가 없거나, 임파선염이 있거나, 발의 바깥쪽이 뜨겁게 달아오르거나, 넷째발가락이 아프거나, 눈이 푸른색이 띠면서 흐리멍덩하거나, 음성은 높지만 발음이 정확하지 않을 경우가 있다.

문지르기만 하면 되는

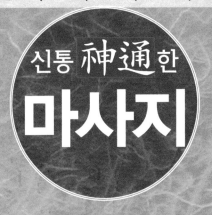

신통 神通 한
마사지

피곤 및 피로할 경우
태계를 마사지 하라.

피곤 및 피로할 경우 골짜기를 의미하는 태계(콩팥 순환계)를 마사지 지압하면 된다. 『황제내경』에 '콩팥의 순환계가 흘러드는 곳이 원천이다' 라고 되어있는데, 이곳은 경수(음경과 고환)가 흘러들어가는 곳이다. 이 태계에 응어리나 통증 등이 나타나면 몸에 이상이 있는 것이다.

신통한 마사지 증상과 효과

몸이 허약하거나, 쉽게 피로를 느끼거나, 정력이 약하거나, 수족이 차거나, 흥분이 쉽게 가라앉지 않거나, 장딴지가 아프거나, 원인 모를 두드러기가 날 때 마사지 지압하며 효과가 있다.

신통한 마사지 태계의 위치

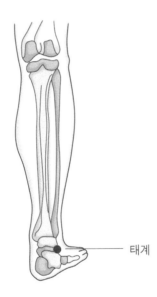

태계

안쪽 복사뼈 바로 뒤쪽인데,
이것은 급소 곤륜과 복사뼈를 내(엄지발가락 쪽),
외(새끼발가락 쪽) 사이다.

눈이 침침할 경우 수천을 마사지 하라.

눈이 침침할 경우 수천(水泉)을 마사지 지압하면 되는데, 콩팥은 오행 가운데 수에 해당된다. 다시 말해 이것은 콩팥의 샘이다. 따라서 콩팥에 나타나는 급성증상에 효과가 있다.

신통한 마사지 증상과 효과

피로나 피곤하여 눈이 침침하거나, 멀리 있는 물체가 잘 보이지 않거나, 생리불순, 쉽게 피로하거나, 아랫배가 더부룩할 때 이 급소를 마사지 지압하면 효과가 있다.

신통한 마사지 수천의 위치

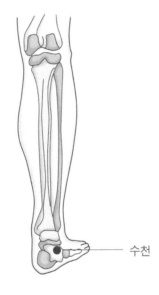

수천

사람의 안쪽 복사뼈 주변에는 간(肝), 신(腎), 비(脾)와 연관된 급소들이
많다. 위치는 복사뼈 안쪽 뒤편인데 태계에서 약 3㎝
아래에 있다.

발기불능일 경우 음곡을 마사지 하라.

발기불능일 경우 음곡(陰谷)을 마사지 지압하는데, 이곳은 피로와 정력 감퇴에서 나타나는 무릎 경화증을 부드럽게 풀어준다.

신통한 마사지 증상과 효과

남녀성기에 관련된 것인데, 여성은 배가 붓고 대하증세가 심할 때, 남성은 발기불능 등이 이 급소를 마사지 지압하면 효과가 있다. 이외에 통증이 심한 요복 신경통에도 특효다.

신통한 마사지 음곡의 위치

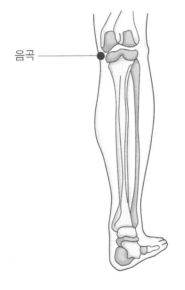

음곡 —

슬 관절(무릎에 있는 관절) 안쪽 뒤편쪽 복사뼈 위에 있다.

정력을 증강할 경우 관원을 마사지 하라.

　정력을 증강할 경우 관원(關元)을 마사지 지압하면 된다.
이 급소는 사람의 선천적인 원기를 관장하는 곳이다. 본래
임맥은 남녀의 성기와 밀접한 관계가 있다. 따라서 관원은
성기질환 치료에 가장 많이 활용된다. 또한 복부 치골접합
바로 위의 급소인 곡골은 부인병 치료에 효과가 있다.
　그리고 배꼽과 치골을 잇는 선의 배꼽 아래로 12㎝ 내려가
면 급소 중극이 있다. 이 급소 역시 곡골과 마찬가지로 비
뇨기, 성기의 질병, 부인과의 질병에 자주 활용된다.

신통한 마사지 증상과 효과

　정력 감퇴, 쇠약증, 고혈압, 불면증, 냉증, 여드름, 두
드러기 등에 이 급소를 활용하면 효과가 있다.

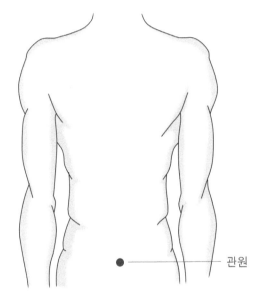

신통한 마사지 관원의 위치

관원

배꼽에서 9㎝ 아래로 내려간 지점이다.
다시 말해 음교와 석문 밑에 있다.

성욕이 감퇴되었을 경우 슬관을 마사지 하라.

　성욕이 감퇴되었을 경우 슬관(膝關)을 마사지 지압하면 되는데, 이것은 간의 순환계가 발의 밑에서 무릎으로 들어가는 문을 뜻한다. 슬관 바로 위해 급소 곡천이 있는데, 무릎에 사기가 들어왔을 때 이 급소를 치료하면 된다. 이 급소를 슬관과 병용한다면 증상에 큰 효과가 있다. 노화현상으로 나타나는 변형성슬관절증의 통증은 슬관과 곡천에 뜸을 뜨면 통증이 제거된다.

신통한 마사지 증상과 효과

　무릎이 아프거나 목이 부어 아프거나 남녀의 성욕감퇴나, 여성 생리불순 등일 때 이급소를 마사지 지압하면 효과가 있다.

신통한 마사지 슬관의 위치

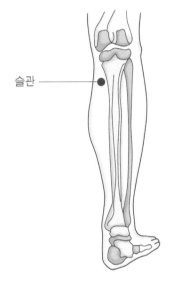

슬관 ———

스스로 문지르면 아픈 것이 없어지는 신통한 마사지

무릎안쪽 구부러지는 곳에서 5㎝ 아래로 내려온 곳이다.

과로로 지친 몸을 풀 경우 노궁을 마사지 하라.

과로로 지친 몸을 풀 경우 노궁(勞宮)을 마사지 지압하면 되는데, 이것은 수궐음심포경에 속한 침혈 이름이다. 중풍, 급경풍, 각종 출혈 등일 때 침과 뜸을 놓기도 한다. 통증이 심한 류머티즘관절염일 때도 이곳을 누르고 있으면 완화된다.

신통한 마사지 증상과 효과

과로로 인한 피로나 관절류머티즘과 같은 통증에 효과를 나타낸다.

신통한 마사지 노궁의 위치

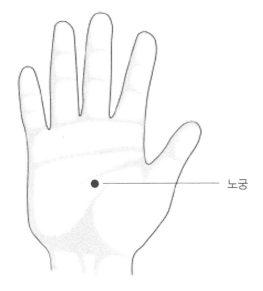

노궁

손을 가볍게 쥘 때 넷째 손가락 끝이 닿는 곳이다.

당뇨병으로 인한 황달일 경우
비유를 마사지 하라.

당뇨병으로 인한 황달일 경우 비유를 마사지 지압하면 되는데, 이것은 방광경에 속하는 혈이다. 여기서 비는 췌장을 말하며 위의 아래쪽에 있는 15cm크기의 암황색 장기다. 이곳에서 분비되는 인슐린이 원활하지 못하면 당뇨병이 된다. 기분이 나빠져 있을 때도 이 급소를 이용하면 된다.

신통한 마사지 증상과 효과

당뇨병으로 인한 황달, 나른하거나 허약해진 몸, 목이 자주 마르는 등의 증상일 때 이 급소를 마사지 지압하면 효과가 있다. 또한 만성위병, 식욕감퇴, 부스럼 등에도 좋다.

신통한 마사지 비유의 위치

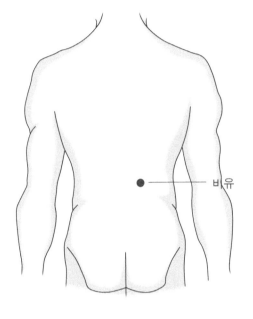

비유

제11과 12흉추 사이에서 옆으로 각각 두 치(4~5㎝) 떨어진 곳이다.

두통이 발생할 경우 천주를 마사지 하라.

두통이 발생할 경우 천주(天柱)를 마사지 지압하면 되는데, 열로 인해 머리와 목이 아플 때는 이곳에 침으로 치료해 땀이 나오면 반드시 낫는다. 재미있는 것은 천주가 발에 난 종기와 깊은 연관이 있는 것이다.

신통한 마사지 증상과 효과

두통이나 피로한 눈, 목덜미나 어깨가 굳어질 때, 후두신경통, 50대 견비통, 마비증, 고혈압으로 시력이 나빠졌을 때, 차멀미 등이 있을 때 이 급소를 마사지 지압하면 효과가 있다.

신통한 마사지 천주의 위치

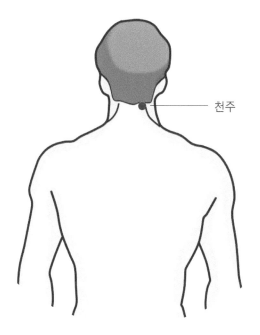

천주

목덜미 가운데에서 양측 머리털이 시작하는 부분에 승모근이 있는데,
이곳을 엄지손가락으로 지그시 누르면 눈이 밝아지는 것처럼 느껴지는
곳이다.

설사를 멈추게 할 경우 어제를 마사지 하라.

설사를 멈추게 할 경우 어제(魚際)를 마사지 지압하면 되는데, 이곳은 장이 좋지 않을 때 이용된다. 과식으로 설사가 날 때 이 급소에 핏대가 나타난다. 이럴 때 잠시만 눌러도 회복된다. 피곤해 손바닥에 열이 날 때도 유효하다. 감기로 기관지염이나 폐렴 등의 시초징후가 이곳에서 나타난다.

신통한 마사지 증상과 효과

과식으로 인한 설사나 뱃속이 편치 않을 때 이 급소를 마사지 지압하면 효과가 있다.

신통한 마사지 어제의 위치

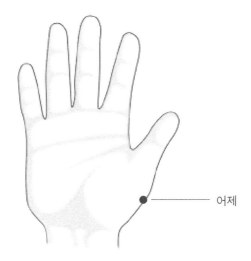

어제

손바닥을 펴면 엄지손가락 뿌리부근에 물고기의 배와 비슷한
곳이다.

배탈 및 변비가 있을 경우
천추를 마사지 하라.

배탈 및 변비가 있을 경우 각종 대장질환, 설사 등의 증상에 사용되는 치료점인 천추를 마사지 지압하면 된다. 천추는 족양명위경에 속하는 혈이다. 나른하고 쉽게 피로해지거나, 끈기가 부족할 때 천추와 황수(천추 안쪽에 있는 신경급소)를 가볍게 누르면 통증이 있다. 이때 장심(손바닥이나 발바닥의 한가운데)에 딱딱한 응어리가 나타나는데, 체력이 쇠약해진 증거다.

신통한 마사지 증상과 효과

배탈로 설사를 하거나 변비가 생겼거나 부인과질환일 때 이 급소를 마사지 지압하면 낫는다. 또 침이나 뜸도 효과적이다.

신통한 마사지 천추의 위치

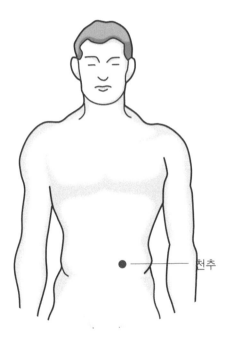

천추

배꼽 좌우 두 치 되는 곳에 있다.

심한 기침이 날 경우 **협백**을 마사지 하라.

심한 기침이 날 경우 협백(俠白)을 마사지 지압하면 되는데, 이곳은 폐를 사이에 둔 급소다. 한의서에 보면 간과 담을 목, 심과 소장을 화, 비와 위를 토, 폐와 대장을 금, 신과 방광을 수로 나타내고 있다. 이에 따라 협백의 백은 금으로 폐를 말한다. 폐를 앓으면 피부영양이 빠지고 얼굴빛이 창백해진다. 따라서 폐결핵에 걸리면 얼굴이 창백해져 미인으로 지칭되기도 했다.

신통한 마사지 증상과 효과

기침으로 숨이 차고, 콜록거리는 기침일 때 이 급소를 마사지 지압하면 효과가 있다.

신통한 마사지 협백의 위치

스스로 문지르면 아픈 것이 없어지는 신통한 마사지

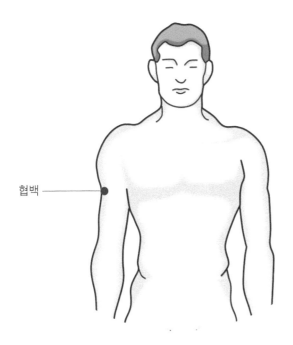

협백

차렷 자세를 취할 때 유방의 높이와 같은 팔 부위의
근육이 생기는 곳이다.

팔이 아프거나 저릴 경우
척택을 마사지 하라.

 팔이 아프거나 저릴 경우 척택(尺澤)을 마사지 지압하면
되는데, 이것은 폐경(肺經)에 속하는 혈이다. 호스를 밟으
면 물이 흐르지 않는 것처럼 이 급소를 누르면 혈액순환이
나빠지면서 손끝 저림이 나타난다. 즉 팔다리가 아프다는
것은 이 급소가 막혀 있다는 증거다.

신통한 마사지 증상과 효과

 팔이 아프고 저릴 때, 손이 화끈거릴 때 이 급소를 누
르거나 침, 뜸질을 하면 통증과 저린 것이 제거된다.
또한 입안이 마르거나, 가슴이 답답하거나, 뛰는 증상
에도 효과적이다.

신통한 마사지 척택의 위치

척택 —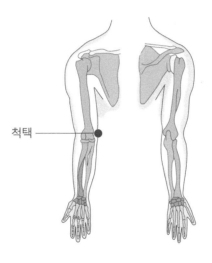

팔꿈치의 안쪽 가로로 간 금에서 위팔 이두박근의 외측에 있다.

위장이 더부룩한 경우 불용을 마사지 하라.

위장이 더부룩한 경우 위장의 급소 불용(不容)을 마사지 지압하면 된다. 위장이 나쁘면 명치부터 양쪽 옆구리까지 답답하거나 통증이 있다. 이 급소를 누르면 심한 통증이 느껴진다.

신통한 마사지 증상과 효과

위장의 이상 증세를 제거하는데 즉효성이 있다. 증상은 명치에서 위장 부근까지 찌르는 듯한 심한 통증, 트림, 위장이 더부룩하거나 물이 고인 듯 한 느낌이다. 이럴 땐 불용을 누르는 것만으로도 완화된다. 또한 늑간신경통(등뼈에서 늑간까지의 통증)일 때도 아픈 부위를 가볍게 문지르면 통증이 제거된다. 천식으로 숨이 차거나 기침이 날 때도 좋다.

신통한 마사지 불용의 위치

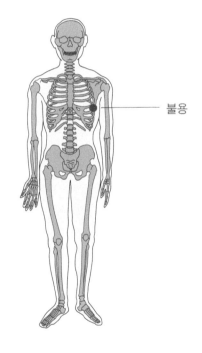

불용

명치의 양쪽인 여덟 번째 늑골의 제일 앞쪽 끝에 있다.

위장이 좋지 않을 경우 지창을 마사지 하라.

위장이 좋지 않을 경우 위장의 기능이 떨어져 부스럼이나 습진이 생길 때 지창을 마사지 지압하면 되는데 위경에 속하는 혈이다. 지창이 거칠면 입 냄새가 심하다.

신통한 마사지 증상과 효과

위장이 좋지 않거나, 또는 이로 인해 입이 삐뚤어지거나, 혈압이 높아 혀가 꼬부라질 때 이 급소를 마사지 지압하면 효과가 있다.

신통한 마사지 지창의 위치

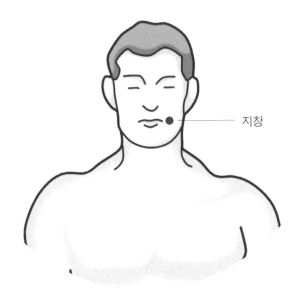

지창

입아귀로부터 양옆으로 네 푼 되는 곳에 있다.

치통과 이통이 있을 경우
하관을 마사지 하라.

치통과 이통이 있을 경우 무더운 여름에 한쪽 얼굴에 차가운 바람을 장시간 쐴 때, 그쪽 얼굴에 마비되어 눈꺼풀이 감겨지지 않거나, 입이 삐뚤어지면서 침까지 흘리는데 이때 하관을 활용하면 된다. 즉 광대뼈 밑에 있는 언저리를 따라가며 강하게 누르면 심한 통증이 있는 곳이다. 또한 귀나 이빨의 심하게 아플 때도 효과가 있다.

신통한 마사지 증상과 효과

안면에 신경마비가 나타나 눈이 감기지 않거나 입이 삐뚤어질 때 이 급소를 마사지 지압하면 효과가 있다. 급소 부근을 적당한 힘으로 눌리면서 마사지 지압하면 된다. 마사지 지압후 얼굴근육을 자꾸 움직이게 노력하면 특별한 치료 없이 완치된다.

신통한 마사지 하관의 위치

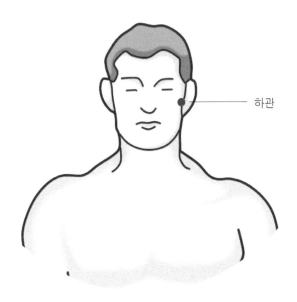

하관

광대뼈(협골궁)를 중심으로 얼굴의 아래쪽 턱 부분이다.

혈압이 높을 경우 인영을 마사지 하라.

혈압이 높을 경우 인영을 마사지 지압하면 된다. 인영맥과 요골동맥(손목 엄지손가락 쪽)의 움직임을 비교해 건강상태를 알아내는 맥진인 인영맥 구진방법을 사용하면 된다. 또한 이 급소에 침으로 치료해도 좋다.

신통한 마사지 증상과 효과

고혈압을 낮추거나, 천식이나 만성 기관지염, 여성의 만성 갑상선질환일 때 이 급소를 마사지 지압하면 효과가 있다.

신통한 마사지 인영의 위치

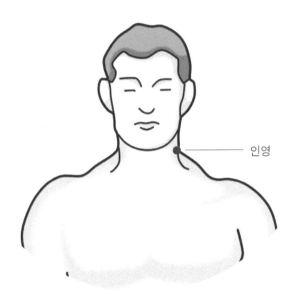

인영

족양명위경라는 혈의 하나로 후두결절 양옆의 경동맥 부위의
맥이 뛰는 곳, 즉 왼쪽손목에 있는 진맥부위이다. 다시 말해 결후(성인
남자 목 중간쯤에 돌출된 뼈) 바깥쪽 5㎝ 떨어진 곳에 있는 두근거리는
맥이다.

목이 마르고 식욕이 없을 경우
신문을 마사지 하라.

목이 마르고 식욕이 없을 경우 신문(神門)을 마사지 지압하면 되는데, 신문이란 이름은 오장육부, 즉 심장에서 나오고 있다는 용양의학적인 사고에서 나온 것이다. 또한 심장으로 통하는 관문이라는 점에서 이름이 생겼다. 이 급소로 심장의 증상을 파악할 수 있다.

신통한 마사지 증상과 효과

임신여부를 알 수 있는데, 임신일 땐 맥이 그치지 않고 강하게 뛴다. 눈이 피로하거나, 목이 마르고 식욕이 없거나, 동계가 심하고 가슴이 통증이 있거나, 팔이 아프고 마비가 오거나, 손바닥이 화끈거리는 증상일 때 이 급소를 마사지 지압하면 효과가 있다.

신통한 마사지 신문의 위치

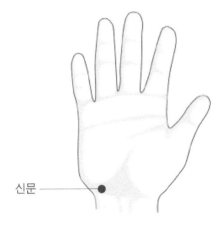

신문 ●

손목(손바닥 쪽)의 새끼손가락 방향에 있다.

눈 꼬리 잔주름을 제거하려면
동자료를 마사지 하라.

　눈 꼬리 잔주름을 제거하는 데는 동자료를 마사지 지압하면 되는데, 이것은 족소양담경에 속하는 혈의 이름이다. 이 급소는 귀 바로 앞과 협골위쪽에 있는 객주인, 귀 앞부분 함몰부위에 있는 청회, 대머리가 가장 잘 벗겨지는 함염, 함염 바로 밑이 현로, 그 밑에 현리 등의 급소와 함께 편두통, 눈안개, 현기증, 이명, 얼굴마비, 신경통, 삼차신경마비 등의 치료하는데 효과적이다.

신통한 마사지 증상과 효과

　눈 꼬리의 잔주름을 제거하는데 이 급소가 가장 효과적이다.

신통한 마사지 동자료 위치

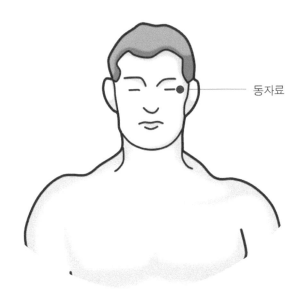

동자료

눈 꼬리 함몰부이다.

발이나 무릎의 피로를 풀려면 거료를 마사지 하라.

발이나 무릎의 피로를 풀려면 거료를 마사지 지압하면 되는데, 이 급소에 양 엄지손가락으로 환자를 몸 중심을 향해 힘껏 지압하면 된다. 좌골신경신경통이 있으면 발목, 무릎, 발의 관절들을 제대로 움직일 수 없다. 이것이 요통으로 변해 둔부근육에 나타난다. 이 요통은 요통좌골신경증후군이라 해서 허리에서 다리에 걸친 통증은 요추변형에서 나타난다.

신통한 마사지 증상과 효과

무릎이 아프고 발이 무거우며 당기는 느낌이 있거나, 하복부가 당기면서 아프거나, 허리에서 다리와 어깨에 이르기까지의 통증이나, 좌골신경통일 때 이 급소를 활용하면 효과가 있다.

신통한 마사지 거료의 위치

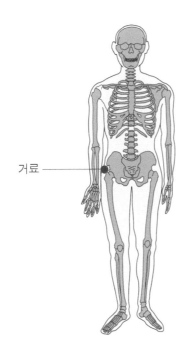

거료

제11 늑골의 첫 번째 밑으로 25㎝센티 내려간 곳에 있다.
하지만 이 급소를 찾아내기가 쉽지 않다.

식욕이 부진할 경우 지기를 마사지 하라.

식욕이 부진할 경우 지기(地機)를 마사지 지압하면 되는데, 이것은 태음극이라고도 한다. 뼈와 살 사이에 있는 급소로 급성증상에 효과가 있다. 태백과 함께 이 급소를 가볍게 만지면 발이 차거나, 붓거나, 오줌소태나, 배탈이 났다는 것을 알 수가 있다.

신통한 마사지 증상과 효과

식욕부진이거나, 다리가 붓거나, 오줌소태나, 배가 팽만할 때 이 급소를 주무르거나 쓰다듬거나 온찜질을 하면 효과가 있다.

신통한 마사지 지기의 위치

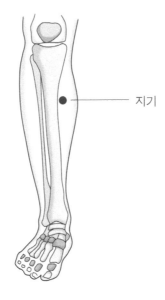

지기

삼음교를 거쳐 정강이로 올라가면 무릎에서 16㎝ 아랫부분이다.

발과 무릎이 피로할 경우
삼음교를 마사지 하라.

발과 무릎이 피로할 경우 삼음교(三陰交)를 마사지 지압하면 되는데, 이것은 족태음비경에 속하는 혈이다. 이 급소는 비의 태음, 간의 궐음, 신의 소음이 엇갈리는 지점에 있다. 배꼽을 놓고 위에 간장이 있고 밑에 신장이 있다. 즉 한의학에서는 간장에서는 용기가, 신장에서는 친절이 나타난다고 한다. 임신 때 삼음교와 합곡에 침을 놓으면 태아가 죽는다고 한다. 그러나 실제로는 그렇지 않다.

신통한 마사지 증상과 효과

발과 무릎의 피로, 비만과 마른데, 그리고 흥분과 요통에도 이 급소를 마사지 지압하면 효과가 있다.

신통한 마사지 삼음교 위치

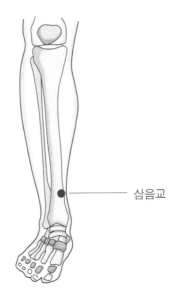

삼음교

발 안쪽 복사뼈의 중심에서 위로 세 치 올라간 곳에 있다.

소화불량일 경우 경문을 마사지 하라.

소화불량일 때는 경문(京門)을 마사지 시압하면 되는데, 이것은 담경에 속해 있는 혈이다. 이 급소는 콩팥의 기능과 상태를 점검하는 곳이다. 경문은 제12 늑골 첫 번째 있기 때문에 누워 있으면 급소를 찾기 힘들다. 따라서 반듯하게 엎드렸을 때만 찾을 수 있다.

신통한 마사지 증상과 효과

가슴에서 옆구리까지 답답하거나, 뱃속이 끓고 설사가 있거나, 소화불량으로 트림과 토할 것 같거나, 가슴이 쓰리거나, 어깨에서 견갑간부까지 심한 통증이 있을 때 이 급소를 활용하면 효과가 있다.

신통한 마사지 경문의 위치

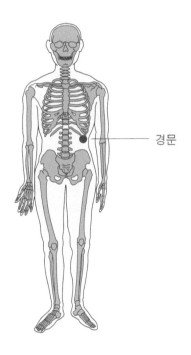

경문

제12 갈비뼈 끝의 바로 아래에 있다.

어깨의 뻐근함을 치료할 경우
견정을 마사지 하라.

어깨의 뻐근함을 치료하려면 견정(肩井)을 마사지 지압하면 되는데, 이것은 담경(膽經)에 속한 혈의 이름이다. 목덜미에서 어깻죽지까지 지압하는 방법을 견정술이라고 한다. 이 급소를 중심으로 시술하면 된다. 이때 강하게 주무르거나 두드리면 안 되고, 고혈압 환자에게 시술하면 위험하다.

신통한 마사지 증상과 효과

뒷머리가 아프고 목에서 어깨까지 뻐근하다. 눈이 피로하고 이명이 나타난다. 이빨이 아프고 어깨에서 팔뚝까지 통증이 있다. 위장상태가 나쁘고 감기 기운으로 뼈마디가 쑤신다. 견갑통, 후두골 신경통, 고혈압 증상일 때 이 급소를 활용하면 된다.

신통한 마사지 견정의 위치

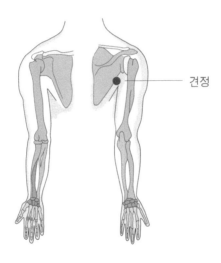

견정

어깨 위 가장 위쪽 부분으로 팔을 펴면 오목하게 들어가며
삼지(三指)로 눌렀을 때 중지가 닿는 곳이다.

무릎이 시리고 아플 경우
음릉턴을 마사지 하라.

무릎이 시리고 아플 경우 음릉천(陰陵泉)을 마사지 지압하면 되는데, 이것은 족태음비경에 속하는 혈이다. 한의서에 병이 높고 안에 있으면 음릉천에서 제거하고, 반대이면 양릉천에서 제거하면 된다고 기록되어 있다.

여기에서 말하는 높은 병이란 배꼽 위에 나타나는 두통, 현기증, 이명, 어깨 결림, 기침, 동계 등을 말한다. 안은 시린 증상이고, 바깥은 열과 부기 증상을 말한다. 또한 찬 곳에 자다가 배탈이 났을 때도 사용된다. 반대로 일사병으로 두통이 올 때 음릉천의 반대쪽에 있는 양릉천을 활용하면 된다.

신통한 마사지 증상과 효과

무릎이 시려서 통증이 있거나 차게 자서 배탈이 났거나, 식욕이 없거나, 옆구리가 답답하거나, 숨이 가쁘거나, 어지럽고 허리가 아플 때 이 급소를 마사지 지압하면 효과가 있다.

신통한 마사지 음릉천 위치

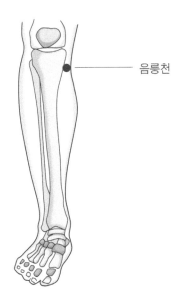

음릉천

굵은 정강이뼈 안쪽 위의 우묵한 부위이다.

고혈압이 있을 경우 천정을 마사지 하라.

고혈압이 있을 경우 천정을 마사지 시압하넌 된다. 이 급
소가 있는 흉쇄유돌근 안쪽으로 심장과 머리를 연결하는 혈
관과 수많은 신경이 지나가기 때문에 중요한 곳이다. 더구
나 혈액의 흐름을 조절하는 곳이다.

신통한 마사지 증상과 효과

목구멍과 이빨, 편도선이 아플 때 이 급소를 활용하
면 효과가 있다. 특히 고혈압으로 혈액순환에 이상이
있을 때 이 급소 부근이 딱딱하게 응어리지는데, 이것
을 제거하는데도 이 급소가 최고다.

신통한 마사지 천정의 위치

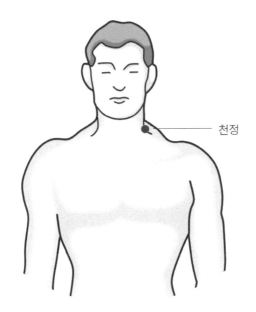

천정

목을 최대한 왼쪽으로 돌렸을 때 한쪽 목의 근원부에서 가슴
한복판에 걸쳐 나타나는 딱딱한 근육이 바로 흉쇄유돌근이다.
이 근의 뒤쪽에 천정이 있다.

설사가 날 경우 상양을 마사지 하라.

설사가 날 경우 상양(商陽)을 마사지 지압하면 되는데, 이 것은 수양명대장경에 속하는 혈이다. 이 급소는 폐의 순환계가 목의 근원부에서 팔을 거쳐 엄지손가락 끝에 있는 소상에 이르러 여기서 대장의 순환계로 옮긴다. 그 이유는 오장육부의 부는 양, 장은 음인데 대장은 양에 속하고 폐는 음에 속하기 때문이다.

신통한 마사지 증상과 효과

장이 나빠 설사나 기미가 있거나, 단순한 설사, 감기의 열로 설사가 있을 때 이 급소를 활용하면 효과가 있다.

신통한 마사지 상양의 위치

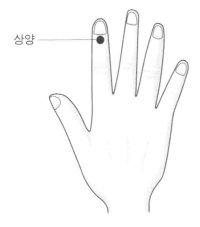

상양

둘째손가락의 엄지손가락 쪽 손톱 뒤 모서리에서 한 푼 뒤에
있다.

손목에 이상이 있을 경우
양계을 마사지 하라.

손목에 이상이 있을 경우 양계(陽谿)를 마사지 지압하면 된다. 이곳은 대장의 순환계를 이루는 급소인데 손등에도 있다. 그 이유는 손등이 양, 손바닥이 음이기 때문이다.

신통한 마사지 증상과 효과

목구멍과 이빨이 아프거나, 이명이나, 귀가 들리지 않거나, 손목을 움직이면 아프거나, 손목의 움직임이 부드럽지 않을 때 이 급소를 활용하면 효과가 있다.

신통한 마사지 양계의 위치

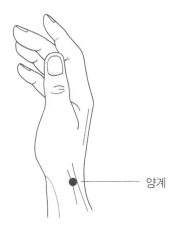

양계

스스로 문지르면 아픈 것이 없어지는 신통한 마사지

엄지손가락에 힘을 주면 손등 쪽 근원부에 두 개의 딱딱한 힘줄이 나타
난다. 두 개의 힘줄 사이의 우묵하게 들어간 곳이다.

50대의 견비통일 경우 견우를 마사지 하라.

50대의 견비통일 성우 견우를 마사지 지압하면 되는데, 이것은 대장경(大腸經)에 속하는 혈의 이름이다. 팔꿈치에 힘을 준 다음 이 급소를 집게손가락으로 누르면 효과가 있다. 또한 온구치료를 하면 잘 듣는데 견우에 쑥뜸을 4~5차례 계속하면 된다.

신통한 마사지 증상과 효과

50대의 견비통이나 팔이 아프거나 저릴 때도 이 급소를 활용하면 효과가 있다.

신통한 마사지 견우의 위치

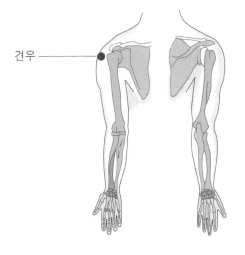

견우 —

팔을 들 때 어깨 끝 부분 앞쪽의 우묵한 곳이다.

마음이 초조할 경우 삼리를 마사지 하라.

마음이 초조할 성우 삼리(三里)를 진정시키면 되는데, 이 급소가 다리에도 있다. 이에 다리의 삼리와 구별해 수삼리나 상삼리라고 한다. 이 급소 가까운 곳에 급소 하렴과 상렴이 있다. 더구나 세 개의 급소가 나란히 있는데, 그 중에 세 번째로 있는 것을 삼리라고 한다. 얼굴에 종기나 심한 여드름이 있을 때 이곳을 누르면 매우 아프다. 이때 이곳에 뜸질치료나 가볍게 마사지 지압하면 된다.

신통한 마사지 증상과 효과

목구멍이 아프거나, 편도선이 붓거나, 설사를 할 때 이 급소를 활용하면 효과가 있다. 또한 반신불수나 팔 신경통에도 이용된다.

신통한 마사지 삼리의 위치

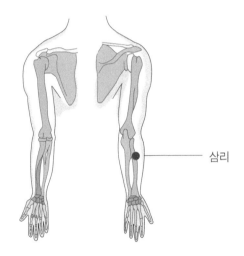

삼리

굽힌 팔꿈치에서 집게손가락 쪽으로 6㎝ 떨어진 곳에 있다.

코가 막힐 경우 영향을 마사지 하라.

코가 막힐 경우 영향(迎香)을 마사지 지압하면 되는데, 이 것은 수양명대장경(手陽明大腸經)에 속하는 혈이다. 음양오 행사상 중 오향이라는 것이 있는데, 이것은 다섯 가지 대표 적인 냄새를 오행이나 오장의 형태와 빛깔에 대입시킨 것이 다. 음양오행에서의 다섯 가지 냄새란 기름 냄새, 타는 냄 새, 향기로운 냄새, 비린내, 썩은 냄새 등을 말한다. 이것을 오행과 오장에 대입시키면 기름 냄새는 오행의 목, 오장의 간과 담에 해당된다.

이에 따라 타는 냄새는 화로 심과 소장, 향기로운 냄새는 토로 비와 위, 비린내는 금으로 폐와 대장, 썩은 냄새는 수 로 신과 방광 등에 해당된다. 즉 위와 비는 향기로운 냄새 가 난다.

신통한 마사지 증상과 효과

코가 막히거나, 얼굴 절반이 마비되거나, 얼굴의 신경통 에 이 급소를 활용하면 효과적이다.

신통한 마사지 영향의 위치

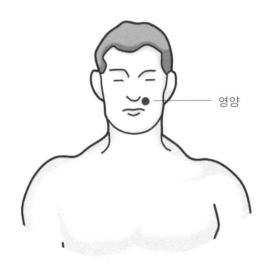

영양

콧방울에서 바깥쪽으로 다섯 푼 되는 곳이다.

혈압을 낮추려고 할 경우
부돌를 마사지 하라.

혈압을 낮추려고 할 경우 부돌(扶突)을 마사시 지압하면 되는데, 부라는 글자는 손가락 네 개를 모은 길이다. 결후가 튀어나온 곳에서 새끼손가락, 약손가락, 가운데손가락, 집게손가락 등 네 개를 모아서 나란히 놓으면 가장 바깥쪽에 있는 손가락이 굵은 흉쇄유돌근에 닿는다. 이 부돌은 바로 흉쇄유돌근 속에 있다. 또한 이곳은 목에서 목구멍에 걸친 혈액순환에 영향을 준다.

신통한 마사지 증상과 효과

흉쇄유돌근이 결리거나, 천식이거나, 기침이 나거나, 숨이 찰 때 이 급소를 활용하면 완화된다. 이밖에 구역질, 트림, 메슥거림, 시장기 등을 제거하는 급소이기도 하다.

신통한 마사지 부돌의 위치

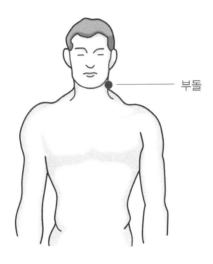

부돌

결후에서 바깥쪽으로 10㎝센티 떨어진 양쪽에 위치하고 있다.

코가 막혔을 경우 곡차를 마사지 하라.

코가 막혔을 경우 곡차(曲差)를 이용하면 되는데, 이것은 이마에서 머리카락이 나는 부위, 즉 이마에서 머리로 구부러져 넘어가는 모퉁이를 말한다.

신통한 마사지 증상과 효과

감기증상으로 두통이나 코가 막혔을 때 이 급소를 마사지하면 효과가 있다.

신통한 마사지 곡차의 위치

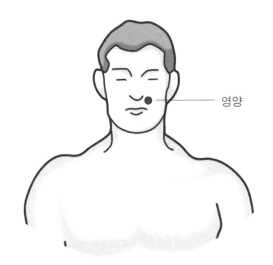

영양

눈 안쪽 끝에서 머리 쪽으로 이마와 머리카락이 돋아나는
머리부위와 경계를 이루는 곳이다.

대인공포증이 있는 경우 신도를 마사지 하라.

대인공포증이 있는 경우 신도(神道)를 마사지 지압하면 된다. 신은 심의 장에 머무는데, 인간의 성격과 능력을 비롯해 건강까지 심의 장이 지배하고 있는 것이다. 그 신에 통하는 길을 신도라고 하는데 이 급소 양쪽에 심수라는 급소가 있다. 이 급소 바로 밑 제 6흉추 극돌기 밑에 급소 영대가 있는데, 신이 머무는 자리라고 한다.

심장의 생리적인 기능보다 정신적 정서면의 실조현상, 즉 대인공포증 같은 데 활용되는 급소이다.

신통한 마사지 증상과 효과

상반신에 열이 나고 목과 어깨가 뻐근하거나, 동계가 오거나, 천식발작 등에 이 급소를 활용하면 효과가 있다. 그리고 가벼운 협심증의 고통제거에도 이용된다.

신통한 마사지 신도의 위치

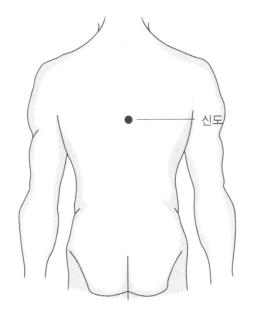

신도

등허리의 제5 흉추 극돌기 밑에 있다.

111

체력을 증강시키려고 할 경우 명문을 마사지 하라.

체력올 증강시키려고 할 경우 명문(命門)을 마사지 지압하면 되는데, 이것은 경혈(經穴)의 이름이다. 즉 생명의 문(門) 또는 생명의 근본이라는 뜻으로 오른쪽 콩팥을 말한다. 명칭처럼 인간이 태어나면서부터 갖고 있는 체질과 체력을 튼튼하게 해주는 급소다.

명문처럼 선천적인 원기의 자리인 선수, 후천적인 원기의 자리인 삼초수, 원기에 관련된 급소인 임맥의 관원과 함께 병용하면 정력을 강화시키는 효과가 좋다. 명문 약간 위에 있는 근축은 배근이 굳었을 때 활용되는 급소이다.

신통한 마사지 증상과 효과

허약체질이나, 요통이나, 정력 감퇴로 나타나는 이명이나, 두통이나, 부인의 생리이상이나, 대하 및 냉증 등에 이급소를 활용하면 효과가 있다.

신통한 마사지 명문의 위치

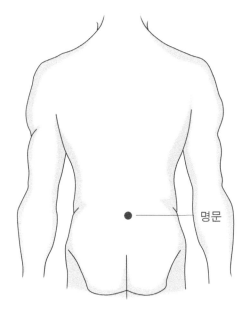

명문

제2, 3 요추 극상돌기 사이에 있다.

감기로 발생한 통증일 경우
풍문을 마사지 하라.

감기로 발생한 통증일 경우 풍문(風門)을 마사지 지압하면 되는데, 이것은 방광경에 속하는 혈이다. 감기를 한의학에서는 바람이 오장육부로 들어오면 풍, 외부에서 침입하면 감기(풍사)라고 한다. 감기초기에 풍문에서 치료를 하지 않으면 전신으로 퍼져 통증이 나타난다.

신통한 마사지 증상과 효과

감기로 도통과 목덜미가 뻣뻣해져올 때 이 급소를 마사지 지압하면 효과적이다.

신통한 마사지 풍문의 위치

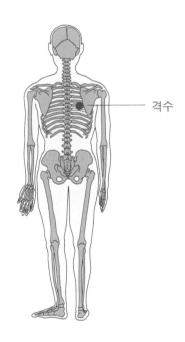

격수

제2, 3 흉추사이에서 옆으로 두 치(4~5㎝) 부위이다.

굽은 허리를 펴려고 할 경우
부분을 마사지 하라.

굽은 히리를 퍼러고 할 경우 부분(附分)을 활용하면 된다. 이 급소는 팔로 가는 신경이 차례로 갈라지는 장소다. 등뼈가 굳어 몸통을 옆으로 돌리지 못하는 강직성척추염 치료에 좋은 곳이다.

신통한 마사지 증상과 효과

강직성척추염으로 인해 압박으로 가슴이 답답하고 기침, 천식, 동계 등이 심하게 나타날 때 이 급소를 마사지 지압하면 효과적이다.

신통한 마사지 부분의 위치

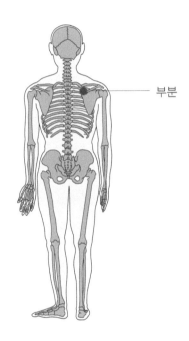

부분

제2 흉추 극돌기 밑 좌우 간격이 9㎝되는 곳에 있다.

117

급체일 경우 격관을 마사지 하라.

급체일 경우 격관(膈關)을 마사지 지압하면 된다. 격관을 고서엔 음식이 내려가지 않거나 막혔다고 되어 있다. 이것은 오늘날의 암과 같은 증상이다. 이 암은 위의 입구부분 즉 횡격막 밑에서 쉽게 발병된다. 이것을 한의학에서는 가슴이 막힌다 혹은 목이 막힌다고 한다.

신통한 마사지 증상과 효과

구토, 그치지 않는 딸꾹질, 체했을 때 이 급소를 마사지 지압하면 효과가 있다.

신통한 마사지 격관의 위치

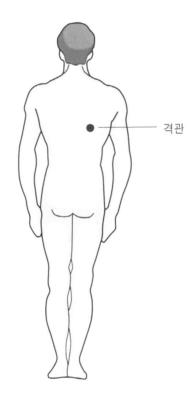

격관

제7 흉추의 밑 등뼈 가운데서 좌우로 격수가 있고, 거기서 밖으로 4.5㎝
떨어져있다.

기침으로 옆구리 통증이 있을 경우 격수을 마사지 하라.

기침으로 옆구리 통증이 있을 경우 격수를 마사지 지압하면 된다. 식사를 하면 위가 뻐근하고 더부룩하며 기분이 나빠지는 경우가 있다. 이것은 위장의 기능이 쇠퇴한 것으로 격수 마사지 지압으로 다스리는 곳이다. 또한 호흡, 순환, 소화, 흡수계통에 직효다.

신통한 마사지 증상과 효과

위가 더부룩하거나, 트림이 나오거나, 기침으로 숨이 가쁘고 가슴과 옆구리가 아프며 상반신에 출혈이 있어 기분이 유쾌하지 못할 때 이 급소를 마사지 지압하면 효과가 있다.

신통한 마사지 격수의 위치

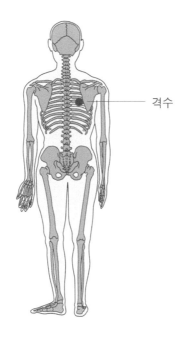

격수

제7 흉추의 극돌기 밑 척추골에서 좌우로 4~5㎝ 내려간 곳이다.

121

눈의 통증이 있을 경우 찬죽을 마사지 하라.

눈의 통증이 있을 경우 찬죽을 마사지 지압하면 되는데, 이것은 족태양방광경에 속하는 혈이다. 이곳을 오랫동안 누르면 건강한 사람도 두통을 느낀다.

신통한 마사지 증상과 효과

증상은 삼차신경통으로 눈 속이 아프거나 눈이 피로해진다. 이럴 때 3~5초 정도의 간격으로 3~4회 지그시 지압하면 통증이 제거된다.

신통한 마사지 찬죽의 위치

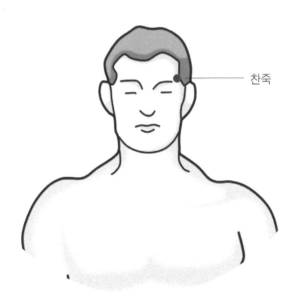

찬죽

눈썹의 안쪽 끝 부위에서 누르면 우묵한 곳이다.

만성적인 냉증일 경우 고황을 마사지 하라.

만성적인 냉증일 경우 고황을 마사지 지압하며 되는데, 고는 심장의 아랫부분이고, 황은 횡격막의 윗부분으로 이 사이에 병이 발생하면 치유하기가 어렵다. 심근경색으로 인한 협심증과 동맥경화의 원인으로 생기는 심장질환 치료에 좋다. 특히 손끝과 발끝이 몹시 차가울 때 고황 침요법이 효과가 있다.

신통한 마사지 증상과 효과

만성 냉증이거나, 기가 마르거나, 피로한 증상이거나, 가슴이 답답하고 동계가 오거나. 숨이 막히면서 명치에 심한 통증이 오거나, 어깨에서 등허리나 팔꿈치 등이 아플 때 뜸을 뜨면 효과가 있다.

신통한 마사지 고황의 위치

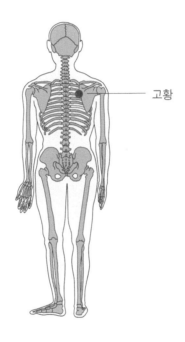

고황

심장과 횡격막의 사이, 즉 제4 흉추 밑 양쪽으로 9㎝ 떨어진 곳이다.

목과 어깨가 뻣뻣할 경우
백호를 마사지 하라.

목과 어깨가 뻣뻣할 경우 백호(魄戸)를 마사지 지입하면 되는데, 폐장의 문호에 해당된다. 제5 흉추 밑 심수 옆에 있는 신당, 제9 흉추 밑 간수 옆에 있는 혼문, 제11 흉추 근방 비수 옆에 있는 의사, 제2 요추 밑에 있는 신수 등에서 4.5cm 바깥지점에 있는 지실이 바로 이 급소다.

신통한 마사지 증상과 효과

목과 어깨가 굳고 가슴이 묵직한 증상, 견비통, 충혈, 상기(얼굴이 붉어짐), 가래, 천식, 동계 등일 때 이 급소를 마사지 지압하면 효과적이다.

신통한 마사지 백호의 위치

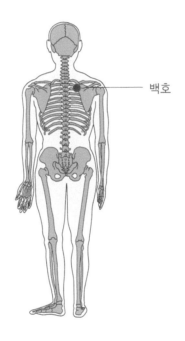

백호

제3 흉추 밑 흉추 중앙에서 좌우 9㎝되는 곳에 있다.

몸이 피로할 경우 삼초수를 마사지 하라.

몸이 피로할 경우 삼초수를 마사시 지압하면 되는데, 이것은 족태양 방광경에 속하는 혈이다. 삼초는 열을 발산하는 곳인데, 이곳에 사악한 기운이 모여들면 삼초수가 된다. 이 급소와 연관 있는 급소 석문은 배꼽에서 6㎝ 밑에 있다.

삼초수, 석문, 전중, 중완 등은 인체기능을 조정하는 중요한 급소다. 기분이 우울할 때 이 급소에 지압하면 효과가 좋다.

신통한 마사지 증상과 효과

과로로 열이 나고 소화불량에 뱃속이 부글거린다. 허리통증과 원인 없이 돋아나는 작은 여드름이나 부스럼, 정력 감퇴될 때 이 급소를 마사지 지압하면 효과가 있다. 즉 통증과 뻣뻣하게 굳어지는 느낌일 때도 좋다.

신통한 마사지 삼초수의 위치

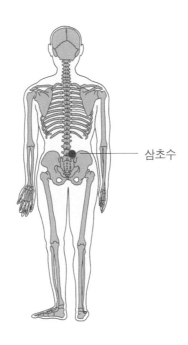

삼초수

제1과 제2 요추 극상돌기 사이에서 양옆으로 각각 두 치 밖으로 있다.

발과 무릎의 피로를 풀 경우 신수를 마사지 하라.

발과 무릎의 피로를 풀 경우 신수를 마사지 시압하면 되는데, 이것은 좌우의 콩팥 위에 있는 내분비 샘을 말한다. 이곳은 몸의 상태를 진단하는 곳이다. 진단 때 허리뼈의 좌우 양측 근육에 큰 응어리 및 압통이 없으면 건강한 것이다. 이와 반대로 근육이 굳어 있거나 가볍게 누를 때 통증을 나타나면 과로한 것이다. 이런 증상이 나타나면 혈압이 오르고 정력이 감퇴되며, 발이 붓고 잠을 설치며 부스럼 등의 증세가 나타난다. 여성은 생리불순으로 허리통증과 발이 냉해진다.

신통한 마사지 증상과 효과

천식, 요통, 가래, 발과 무릎의 피로를 풀 때 이 급소를 마사지 지압하면 효과가 있다.

신통한 마사지 신수의 위치

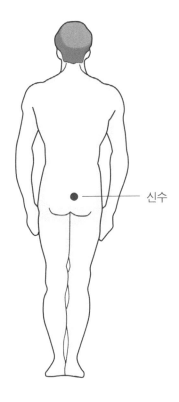

신수

옆구리 밑에 위치한 늑골의 선단과 높이가 같은 곳, 즉 제2 요추의 극돌기 밑 척추 좌우양측 4~5㎝정도에 있다.

관절증으로 인한 무릎통증일 경우 위양을 마사지 하라.

관절증으로 인한 무릎통증일 경우 위양(委陽)을 마사지 지압하면 된다. 여성들이 나이가 들면서 무릎의 관절뼈가 변형되는데 이것을 변형성슬관절증이라고 한다.

신통한 마사지 증상과 효과

무릎 통증, 좌골신경통, 중풍으로 온 반신불수, 한쪽 팔이나 발에 마비증상이 있을 때 이 급소를 마사지 지압하면 효과가 있다.

신통한 마사지 위양의 위치

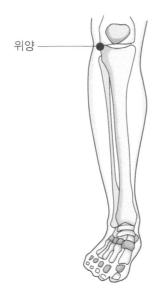

위양

무릎이 굽혀지는 바깥쪽에 있으며, 위음은 엄지발가락을 말한다.

신경질 및 흥분이 일어날 경우
옥침을 마사지 하라.

신경질 및 흥분이 일어날 경우 옥침(玉枕)을 마사시 시압하면 되는데, 이것은 뒷골 통증이 있을 때 매우 효과적이다.

신통한 마사지 증상과 효과

곡차, 통천, 낙각의 급소가 고치는 후두통, 머리가 무겁고 현기증이 나거나, 눈이 빠질 듯 한 통증이 있거나, 이명 등을 비롯해 여성의 신경질과 흥분의 증세(머리, 눈, 귀, 코의 다양한 증상)일 때 이 급소를 마사지 지압하면 효과가 있다.

신통한 마사지 옥침의 위치

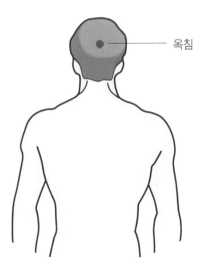

옥침

낙각의 아래쪽 5㎝ 정도, 목과 머리카락의 경계에서 9㎝ 위쪽에 있다. 즉 후두골 머리꼭대기에서 중앙선이 내려온 곳으로 반드시 누웠을 때 베개에 닿는 뒤통수의 양쪽이다.

스태미나를 증강시킬 경우 지실을 마사지 하라.

스테미니를 증강시킬 경우 지실(志室)을 마사지 지압하면 되는데, 이것은 족태양방광경에 속하는 혈이다. 지실은 태어나면서부터 가진 체력의 강약을 판별하는 급소다. 신장이 허하면 쉽게 피로하고, 정력이 약해지고, 몸의 탄력이 없어지고, 겨울에 질환에 걸리기 쉽고, 모든 의욕이 없어질 때 사용되는 급소가 지실이다. 지실은 요통치료에도 이용되며, 뜸 외에 마늘뜸, 생강뜸, 온보(따뜻하게 하여 정력을 보완하는 것) 등도 이용된다.

신통한 마사지 증상과 효과

등과 허리통증, 오줌소태와 발기불능, 성욕이 없고 피로한 상태일 때 신수와 병용하여 마사지 지압하면 효과가 있다.

신통한 마사지 지실의 위치

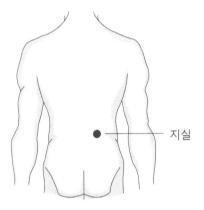

지실

제2, 제3 요추 극상돌기 사이에서 양옆으로 세치 되는 곳이다.

야뇨증일 경우 방광수를 마사지 하라.

야뇨증일 경우 방광수를 마사지 지압하면 완치되고, 이섯은 족태양방광경에 속하는 경혈이다. 이 급소는 방광에 사악한 기가 스며들기 때문에 아랫배에서 허리와 선골부까지 따뜻하게 해주면 냉증, 통증, 마비 등이 치료된다.

신통한 마사지 증상과 효과

여성의 냉증으로 인한 방광염일 때 이 급소를 마사지 지압해주면 효과가 있다. 또한 온찜질, 뜸질 등으로도 완쾌된다.

신통한 마사지 방광수의 위치

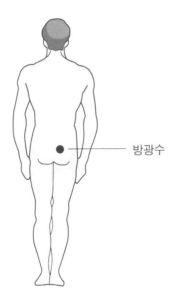

방광수

제2 엉치등뼈에서 양옆으로 두 치 떨어진 곳에 있다.

어린이에게 경기가 있을 경우
대저를 마사지 하라.

어린이에게 경기가 있을 경우 대저를 마사지 지압하면 되는데, 이것은 방광경에 속하는 혈이다. 이곳은 예로부터 동양의학에서 골이 수를 기르는 중요한 급소로 취급해 왔다.

신통한 마사지 증상과 효과

열병이지만 땀이 없거나, 어깨와 등허리 근육의 경련, 어린이의 경기 등일 때 이급소를 마사지 지압하면 효과가 있다. 또한 어깨, 등, 요통, 오장의 혼란으로 발생하는 두통, 류머티즘관절염의 통증완화에도 좋다.

신통한 마사지 대저의 위치

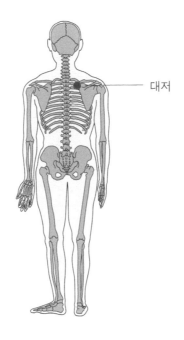

대저

제1 흉추 극상돌기 아래에서 옆으로 각각 두 치 되는 곳을 눌렀을 때 통
증이 있는 곳이다.

여성의 생리통일 경우 상료를 마사지 하라.

여성의 생리통일 경우 상료를 마사시 지압하면 된다. 오피스 걸들 가운데 생리통으로 고생하고 있는 경우가 많다. 이것은 하반신의 혈액흐름에 무리가 생겨 하복부에 울혈이 일어났기 때문이다.

미골에서 밑으로 제1 후선골공, 제2 후선골공, 제3 후선골공, 제4 후선골공이 있는데 여기에 상료, 차료, 중료, 하료 좌우에 모두 8개 급소들이 있다. 이것을 팔료급소로 부르는데, 골반내장 질환, 부인과 질병으로 인한 증상에 잘 듣는다.

신통한 마사지 증상과 효과

생리통으로 고통을 받을 때 이 급소를 중심으로 온찜을 해주면 효과가 있다.

신통한 마사지 상료의 위치

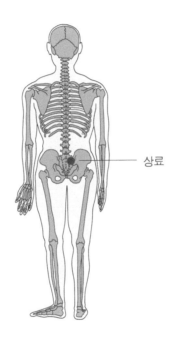

상료

요의 제1실이 등뼈를 물고 있는 양쪽지점에 있다. 즉 선추가 달라붙어
형성된 극돌기 양측에 있는 추간공을 말한다.

위가 나쁠 경우 위수를 마사지 하라.

위가 나쁠 경우 위수를 마사지 지압하면 되는데, 이것은 족태양방광경에 속하는 혈이다. 이유도 없이 위상태가 이상한 느낌이 든다든가 토할 것 같을 때는 위수나 중완(명치와 배꼽 중간)을 체크해보면 된다. 중완은 복대동맥에서 갈라져 위, 체장, 간장혈관의 분기점에 있는데 이곳에 자율신경이 있다. 위가 약해지면 등뼈 쪽의 통증과 어깨에서 등허리까지 뻣뻣해지고 마비가 나타난다. 이밖에 치질에도 좋다.

신통한 마사지 증상과 효과

위가 나빠져 생목으로 쓰리면서 거북스럽고 통증이 있다. 트림이 있고 토할 것 같으며 복부 팽만감이 있을 때 이 급소를 마사지 지압하면 효과가 있다. 또한 아기가 젖을 자주 토할 때도 좋다.

신통한 마사지 위수의 위치

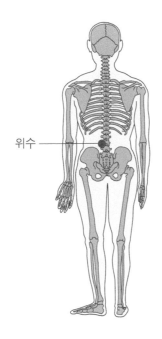

위수

제12 흉추와 제1 요추극상돌기 사이에서 양옆으로 두 치 되는 곳이다.

장딴지가 부을 경우 승산을 마사지 하라.

장딴지가 부을 경우 승산(承山)을 미사지 지압하며 되는데, 이것은 족태양방광경에 속하는 혈로 어복(魚腹)이라고도 한다. 장딴지를 볼록한 동산으로 가정해 그곳으로 올라가 증상을 제거한다는 뜻이다.

신통한 마사지 증상과 효과

발과 무릎의 통증, 장딴지가 부을 때, 변비가 있을 때 이 급소를 마사지 지압하면 효과가 있다. 또한 발에 쥐가 날 때도 좋다.

신통한 마사지 승산의 위치

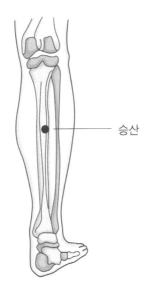

승산

오금의 가로 간 금의 가운데에서 여덟 치 아래에 있다.

코에 이상이 있을 경우 비양을 마사지 하라.

코에 이상이 있을 경우 비양(飛陽)을 마사지 지입하면 된다. 비양은 폐와 위에 열이 몰려 목구멍이 갑자기 붓는 병이다. 또한 귀가 아프기도 하고 음식물을 넘기지 못하는 증상이 나타난다. 고전에 '실(實)하면 코가 막히고 두통과 요통이 나타난다. 반대로 허할 땐 코가 막히면서 코피까지 흘린다. 이것을 다스리는 급소가 비양이다'라고 되어 있다. 즉 머리와 코의 이상을 발등 급소로 고치는 것이다.

신통한 마사지 증상과 효과

이통, 목구멍 통증, 발가락 통증, 앉았다 일어설 때의 현기증, 치질과 간질병 등일 때 이 급소를 마사지 지압하면 효과가 있다.

신통한 마사지 비양의 위치

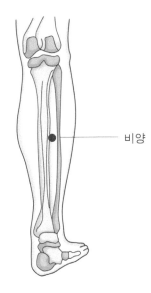

비양

바깥 복사뼈 위쪽으로 21㎝ 올라가 뒤쪽으로 3㎝되는 곳이다.

콧구멍 속에 병이 생겼을 경우
통천을 마사지 하라.

콧구멍 속에 병이 생겼을 경우 통천(通天)을 마사지 지압하면 되는데, 이 급소의 이름은 이곳에서 순환계가 머리꼭대기를 통해 뇌 속으로 순환한다고 붙여졌다. 방광의 급소 순환계 두통이 바로 편두통(태양두통)이다. 침을 사용할 때는 발목 바깥에 있는 복사뼈가 급소이며, 곤륜(발목 바깥쪽 복사뼈의 뒤쪽)과 병용하고 있다.

신통한 마사지 증상과 효과

콧구멍 속에 생기는 질별, 즉 콧구멍 속에 부스럼이나 코가 막히고 콧물이 흐르며, 도통이 일어날 때 이 급소를 마사지 지압하면 효과가 있다. 또한 안면신경마비에도 활용한다.

신통한 마사지 통천의 위치

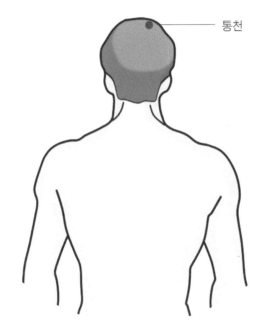

통천

곡차의 뒤쪽, 머리 꼭대기 좌우양편으로 5㎝지점에 있다. 머리카락이 덮여 있어 판별하기가 어렵다.

폐 기능이 나쁠 경우 폐유를 마사지 하라.

폐 기능이 나쁠 경우 폐유를 마사지 지압하면 되는데, 오장육부에서 수자가 붙은 급소는 폐수를 비롯해 궐음수, 심수 등 17개가 있다. 나쁜 기운이 수자가 들어있는 급소를 통해 체내에 침입해 병을 일으킨다. 폐수는 급소 중부와 연관된다. 이 급소에 손끝으로 살짝 눌러보면 가벼운 통증이나 멍울이 있으면 폐 기능에 이상이 있는 것이다.

신통한 마사지 증상과 효과

가슴이 답답하고 기침이 동반된다. 즉 숨이 차고 미열이 있다. 머리에서 어깨와 등까지 뻣뻣해지거나, 두드러기, 감기, 천식, 불안, 초조, 발 부종일 때 이 급소를 마사지 지압하면 효과가 있다.

신통한 마사지 폐유의 위치

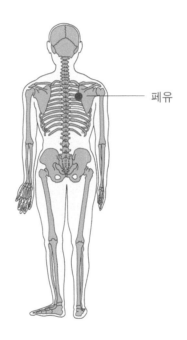

폐유

제3 흉추 극돌기 밑으로 4~5㎝ 내려간 곳에 있다.

스스로 문지르면 아픈 것이 없어지는 신통한 마사지

발이 냉할 경우 태백을 마사지 하라.

발이 냉할 경우 태백(太白)을 마사지 지압하면 되는데, 태백은 큰 술잔을 뜻한다. 발바닥 장심을 백육이라 하는데, 태백은 급소 백육 중에서도 가장 중요하다. 그리고 비의 장이나 순환계에 이상 유무를 알아내는 급소이다. 급소가 손가락과 발가락 관절의 앞뒤, 손목, 발목, 팔꿈치, 무릎 등에 있는 것이 중요하다.

신통한 마사지 증상과 효과

발이 냉하고 뱃속이 좋지 않을 때 이 급소를 마사지 지압하면 효과가 있다. 또한 정강이 통증과 장딴지에 쥐를 푸는데도 좋다.

신통한 마사지 태백의 위치

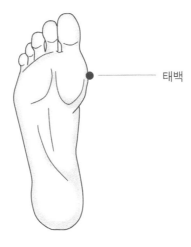

태백

엄지발가락을 발바닥 쪽으로 굽히면 관절 뒤쪽에 힘줄이 나타나고, 힘줄
안쪽으로 엄지발가락의 뿌리부근에 불거져 나온 뼈 뒤쪽이다.

생리불순일 경우 혈해를 마사지 하라.

생리불순일 경우 혈해(血海)를 마사지 지압하면 되는데, 이것은 비경(脾經)에 속하는 혈이다. 생리불순으로 인해 무릎통증, 아랫배의 팽만, 어깨 결릴 때, 두통 등의 증상을 어혈증이라 한다. 어혈증을 혈해에서 제거하면 된다. 배꼽 밑 5cm 떨어진 곳에 급소 기해가 있다.

신통한 마사지 증상과 효과

혈액의 막힘을 제거해 흐름을 원활하게 해준다. 여성의 생리에서 일어나는 갖가지 증상과 생리불순일 때 이 급소를 마사지 지압하면 효과가 있다. 또한 생리불순의 원인으로 아랫배가 팽만하고 다리가 부었을 때도 활용된다.

신통한 마사지 혈해의 위치

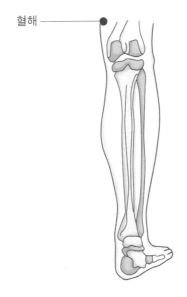

혈해

무릎 뼈의 안쪽 가장자리 위 끝에서 두 치 반 되는 곳이다.

설사와 변비가 있을 경우
대횡을 마사지 하라.

설사와 변비가 있을 경우 대횡(大橫)을 마사지 지압하면 되는데, 이것은 비경(脾經)에 속하는 혈의 이름이다. 대횡에서 13cm 내려가면 급소 부사가 있다. 이곳 역시 설사와 변비에 활용된다. 부사는 비의 순환계, 간의 순환계 등이 엇갈리는 곳이다.

신통한 마사지 증상과 효과

신체의 상반신과 하반신 기능이 균형 있는지를 체크하는 급소이다. 장기의 기능이 둔화되어 설사나 변비 등의 증상일 때 이 급소가 효과가 있다.

신통한 마사지 대횡의 위치

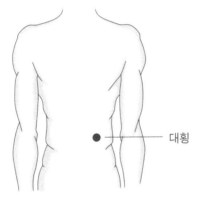

대횡

배꼽 중심에서 양옆으로 네 치씩 나가서 있다.

어지러운 현훈증일 경우
충문을 마사지 하라.

어지러운 현훈증일 경우 충문(衝門)을 마사지 지압하면 된다. 갱년기 여성이 목욕 후나 더위를 먹었을 때 배꼽에서 명치까지 치받는 듯 한 통증이나 어지러워지는 경우가 있을 것이다. 이것은 자율신경의 실조로 갑자기 피가 머리로 올라왔기 때문인데, 상충이라고 한다. 충문의 이름도 여기서 따왔다.

신통한 마사지 증상과 효과

냉의 원인으로 생긴 복통이나 응어리를 제거하거나, 아기의 경련이나, 임신 중 태아가 움직여 명치부근이 뻐근해 숨이 가쁠 때 이 급소를 활용하면 효과가 있다.

신통한 마사지 충문의 위치

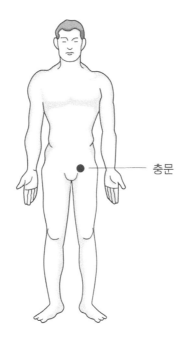

충문

배꼽에서 옆으로 12㎝ 떨어진 곳에 급소 대횡이 있고, 여기서 15㎝ 아래 치모가 있는 곳에 있다.

헛배가 부를 경우 상구를 마사지 하라.

헛배가 부를 경우 상구(商丘)를 미사지 지압하면 된다. 상
자는 오행설에 대입시키면 금, 즉 폐와 관계가 있다. 폐의
중요 급소 소상과 같다. 뱃속에 가스가 가득차면서 헛배가
부르고 소리가 나거나 배가 묵지근할 경우 이 급소를 가볍
게 눌러주면 없어진다. 아기의 경풍에도 흔하게 사용된다.

신통한 마사지 증상과 효과

피부가 희면서 기침이 있고, 위장이 약하고, 몸이 무
겁고, 헛배가 부를 때 이 급소를 마사지 지압하면 효과
가 있다. 단 이 급소는 비의 병과 폐의 병을 겸할 때만
사용한다.

신통한 마사지 상구의 위치

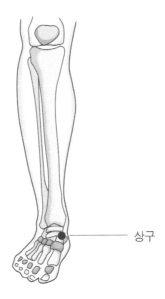

상구

안쪽으로 위치한 복사뼈 안쪽이다.

머리가 충혈 되어 열이 오를 경우
천정을 마사지 하라.

　머리가 충혈 되어 열이 오를 경우 천정(天井)을 마사지 지압하면 된다. 이것은 삼초의 작은 순환계들이 모여서 큰 곳으로 합류한다는 뜻이다. 천정을 중심으로 팔뚝 위 뒤쪽 팔굽에서 7㎝ 위의 청냉연, 팔뚝 위 뒷면 중앙의 소락, 팔뚝 위 뒷면 어깻죽지 뒤에서 10㎝ 아래쪽의 노희, 어깻죽지 뒤쪽의 견료, 어깻죽지와 목덜미 밑 부분과의 중간의 천료 등의 급소들 모두 목 옆 부분에서 어깨와 팔까지의 통증과 마비와 냉증을 제거하는데 효과적이다.

신통한 마사지 증상과 효과

　머리가 충혈이 되어 열이 오르고 상기상태나 눈 꼬리가 아프거나, 귀가 잘 들리지 않거나, 목구멍이 아프거나, 기침이 나오거나, 가슴의 동계가 가라앉지 않거나, 어깨로부터 팔뚝 위까지 통증이 있을 때 이 급소를 활용하면 효과가 있다.

신통한 마사지 천정의 위치

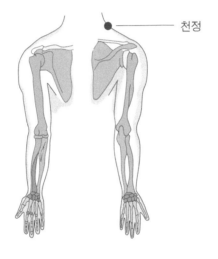

천정

팔뚝 위 바깥쪽으로 팔 굽에서 3㎝ 위쪽의 움푹 파인 곳이다.

목이 한쪽으로 굽어질 경우 천유를 마사지 하라.

목이 한쪽으로 굽어질 경우 천유를 마사시 시압하면 된다. 이 급소 주변엔 천주, 풍지, 완골, 천창, 천정 등의 급소가 모여 있다. 이것들은 머리, 눈, 귀, 이의 통증과 어깨에서 목까지의 통증이나 응어리가 있을 때 활용하면 효과가 있다. 흉쇄유돌근 안쪽으로 몸통과 머리를 잇는 혈관과 신경들이 관통하고 있다. 즉 그만큼 인체에서 매우 중요한 부위라고 할 수 있다.

신통한 마사지 증상과 효과

이명, 눈의 통증, 얼굴부종, 목덜미 응어리, 치통 등에 이 급소를 활용하면 효과적이다.

신통한 마사지 천유의 위치

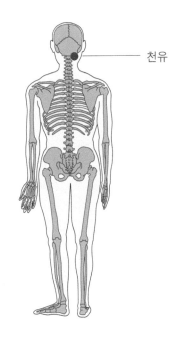

천유

스스로 문지르면 아픈 것이 없어지는 신통한 마사지

유양돌기 바로 뒤쪽 밑 부분, 즉 흉쇄유돌근 부착부 뒤쪽에 있다.

손가락 마비가 올 경우 관충을 마사지 하라.

손가락 마비가 올 경우 관충(關衝)을 마사지 지압하면 된다. 노인들에게 변형성경추증이 나타나는데, 이것은 목뼈가 변형되거나 목뼈와 목뼈 사이의 추간판에 수분이 부족해서 나타난다. 이럴 경우 약손가락에서 새끼손가락까지 손가락 끝이 차고 손가락 안쪽에 마비증이 오는데, 이때 관충이 활용된다. 이와 함께 목에서 어깨까지 걸쳐 마사지 지압나 지압 혹은 따뜻하게 해주면 한층 효과가 빠르게 나타난다.

신통한 마사지 증상과 효과

변형성경추증 외에 손가락 안쪽 마비, 냉증, 통증, 목 구멍이 붓거나 막힐 때 이 급소를 활용하면 효과가 있다.

신통한 마사지 관충의 위치

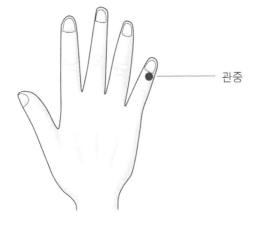

관충

약손가락의 새끼손가락 쪽 손톱 근원부다.

차멀미 및 뱃멀미할 경우
예풍을 마사지 하라.

차멀미 및 뱃멀미할 경우 예풍을 마사지 지압하면 된다. 머리 꼭대기의 급소 백회를 향해 예풍에서 침을 비스듬히 놓는다. 순간 일시적으로 귀가 들리지 않지만, 더 깊게 침을 찌른 상태로 얼마 후가 되면 얼굴통증이 사라진다. 현기증일 때도 예풍을 누르면 낫는다. 또한 삼차신경뿐만 외에 머리와 얼굴에 걸쳐 나타나는 다양한 증상에도 효과가 있다.

삼초 순환계는 안쪽으로 돌던 맥이 예풍에서 외행이 되어 계액, 노식, 각손, 이문, 화료 등으로 이어지면서 귀를 둘러싸고 있다. 중국에서는 귀가 들리지 않으면 이곳에 침을 놓으면 치유된다고 한다.

신통한 마사지 증상과 효과

이마에서 눈의 둘레, 뺨에서 턱까지 심한 통증이 엄습하는 삼차신경통일 때 이 급소를 활용하면 효과가 있다.

신통한 마사지 예풍의 위치

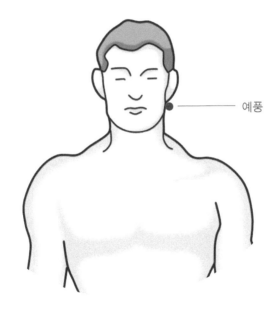

예풍

귓불과 유양돌기 사이에 있는 움푹 파인 곳이다. 이곳을 가볍게 누르거
나 문질렀을 경우 통증을 나타난다.

팔에 힘이 없을 경우 양지를 마사지 하라.

팔에 힘이 없을 경우 양지(陽池)를 미사지 지압하면 되는데, 이것은 수소양삼초경에 속하는 혈이다. 삼초의 허실은 모두 이곳에 나타나는데, 신체의 기능이 왕성한지 약한지를 이곳에서 판별된다.

신통한 마사지 증상과 효과

팔의 통증으로 팔 힘이 빠졌거나 정력이 쇠약해졌을 때 이 급소를 활용하면 효과가 있다.

신통한 마사지 양지의 위치

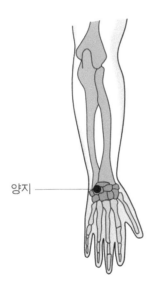

양지

손목의 등 쪽 가운데 부위이다.

목이 아플 경우 천용을 마사지 하라.

목이 아플 경우 천용(天容)을 마사지 지압하며 된다. 목 부
위 급소에는 천자가 붙어 있는데, 목 부위에서 머리까지는
일곱 개의 구멍이 있다. 일곱 개의 구멍은 두개의 눈, 두개
의 귀, 두 개의 콧구멍, 입 등을 말한다. 동양의학에서는 인
간을 우주의 축소판으로 보는데, 이곳에 있는 별, 즉 일곱
개의 구멍 중 하나라도 좋지 않으면 건강이 나빠지는 것이
다. 이것을 다스리는 급소가 천용이다.

신통한 마사지 증상과 효과

목이 아파 잠이 오지 않거나, 머리와 가슴의 통증, 치
통, 이명 등일 때는 이 급소를 활용하면 효과적이다.

신통한 마사지 천용의 위치

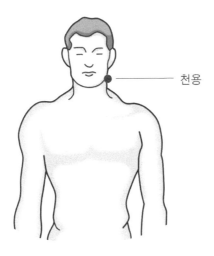

천용

아래턱 안쪽 끝부분이다. 즉 귀의 뒤편에 있는 횡경의 굵은 근육 흉쇄유
돌근 바로 앞에 있는 것을 말한다.

수족이 저릴 경우 견정을 마사지 하라.

수족이 저릴 경우 견정(肩貞)을 마사지 지압하면 되는데, 이것은 담경(膽經)에 속한 혈의 이름이다. 이 급소 6cm 위쪽의 급소 노수와 함께 활용하면 더더욱 좋다. 50대 견비통은 천종, 후두골의 천추, 견갑골 내측 위쪽 구석에 있는 곡원, 어깨 끝머리 부위에 있는 견료, 어깨 끝 부위 근육에 있는 견우와 운문 등의 급소를 활용하면 된다.

신통한 마사지 증상과 효과

어깨가 뻐근하고 통증이 있는 50대 견비통이나 팔이 뻣뻣하거나 쇄골에 통증이 있거나, 이명과 수족이 저려올 때 이 급소를 활용하면 효과가 있다.

신통한 마사지 견정의 위치

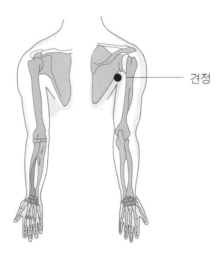

견정

어깨 위의 가장 위쪽 부분으로 팔을 펴면 오목하게 들어가며
삼지(三指)로 눌렀을 때 중지가 닿는 곳에 있다.

시력이 약해질 경우 천궁을 마사지 하라.

시력이 야해질 경우 청궁(聽宮)을 마사지 지압하면 뇌는데, 이것은 소장경에 속하는 혈이다. 귓병으로 혈관장애를 받으면 이명이 일어난다. 귓속에서 매미소리가 들리는 천음이명과 금속성이 들리는 감음성이명이 있다. 전자는 쉽게 낫지만 후자는 낙기 어렵다. 이럴 때 청궁을 활용하면 효과적이다.

신통한 마사지 증상과 효과

가는귀를 먹거나, 안면마비, 얼굴 신경통, 두통, 현기증, 시력이 약해질 때 이급소를 활용하면 효과가 있다.

신통한 마사지 청궁의 위치

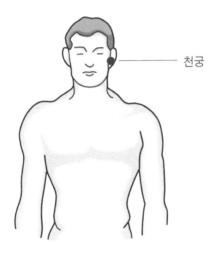

천궁

입을 벌릴 때 이주(耳珠) 바로 앞부분의 함몰 부위이다.

179

손이 화끈거릴 경우 소부를 마사지 하라.

손이 화끈거릴 경우 소부(少府)를 마사지 지압하면 되는데, 수소음심경에 속하는 혈이다. 손이 화끈거리면 무조건 과로했다는 증거다. 즉 신경질이 많으면 손바닥에 땀이 고인다. 이런 증상이 나타나면 차분하게 기분을 가라앉히고 급소 소부를 가볍게 마사지 지압해주면 된다.

점쟁이는 아니지만 손바닥을 만져만 보아도 성격과 건강 상태를 알 수가 있다. 즉 엄지손가락 또는 새끼손가락 안쪽이 부드럽고 두꺼우면 친절하면서 건강하다. 이와 반대로 손바닥이 하얗고 차가우며 부드럽지 않으면 냉정하고 건강이 좋지 않다. 손바닥이 거칠면 가슴 또는 배가 아프다.

신통한 마사지 증상과 효과

팔꿈치가 마비되어 구부러지지 않거나, 약손가락에서 새끼손가락까지 마비가 있거나, 손이 화끈거릴 때 이 급소를 마사지 지압하면 효과가 있다. 이 급소를 강하게 누르면 매우 강한 통증을 나타난다.

신통한 마사지 소부의 위치

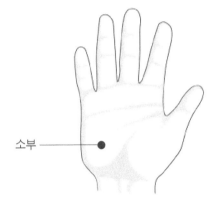

소부 ──────●

주먹 쥐었을 때 새끼손가락 끝이 닿는 곳이다.

암내가 있을 경우 극천을 마사지 하라.

암내가 있을 경우 극천(極泉)을 마사지 지압하면 되는데, 이것은 수소음심경에 속하는 혈의 이름이다. 극천은 심장의 맥을 이루는 첫 번째 급소다. 더구나 심의 순환계중 최상부에 위치하는데, 이곳은 맥수가 솟아나는 샘이다.

겨드랑이에서 지독한 암내가 나는 사람이 있다. 이럴 경우 삼릉침으로 파정맥혈을 한 방울 짜낸다.

신통한 마사지 증상과 효과

가슴에서 옆구리에 이르는 통증과 역겨운 암내가 난다. 명치가 아프거나 가슴이 답답하면서 얼굴이 붉어지거나, 근심걱정으로 가슴이 울렁거릴 때 이 급소를 마사지 지압하면 효과가 있다.

신통한 마사지 극천의 위치

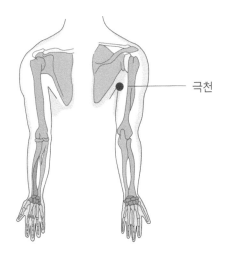

극천

겨드랑이의 가운데서 맥동이 만져지는 곳이다.

팔의 통증이 있을 경우 소해를 마사지 하라.

팔의 통증이 있을 경우 소해(小海)를 마사지 지압하는데, 이 급소가 삼음일 땐 심장맥박을 통해서 잡고 삼양일 땐 뼈마디를 통해서 잡아낸다. 손바닥은 무두 음이고 손등은 모두 양이다. 따라서 동맥을 찾아서 급소를 판단하면 된다.

순환계의 흐름이란 뜻으로 샘처럼 솟으면 정혈, 작게 흐르면 영혈, 연못처럼 고여 있으면 수혈, 크게 흐르면 합혈이라고 한다.

신통한 마사지 증상과 효과

피로한 눈, 두통, 옆구리의 통증, 가래톳, 팔의 안쪽, 새끼손가락 쪽으로 흐르는 신경통일 때 이 급소를 마사지 지압하면 효과가 있다.

신통한 마사지 소해의 위치

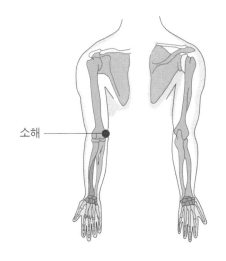

소해

팔꿈치에서 새끼손가락 안쪽에 있다. 즉 팔꿈치를 구부리면 주름(횡문)
이 생기는데, 여기서 새끼손가락 쪽을 향해 손을 갖다 대면 맥박이 뛰는
것을 알 수가 있다.

생리가 고르지 못할 경우
음포를 마사지 하라.

생리가 고르지 못할 경우 음포(陰包)를 마사지 지압하면 되는데, 이 급소는 남녀의 성기인 음을 싸고 있어 생식기에 발생하는 다양한 증상에 효과가 좋다.

신통한 마사지 증상과 효과

정력 감퇴로 다리의 안쪽근육이 굳어져서 땅기고 발이 차가우며 허리가 아플 때 이 목욕탕에 들어가 따뜻하게 급소를 마사지 지압하거나 지압하면 효과가 있다. 또한 생리불순이나, 오줌소태나, 자신도 모르게 소변이 나올 때나 요통이 있거나, 하복부에 통증이 있거나, 피로가 있거나, 발이 아프고 마비가 올 때도 효과적이다.

신통한 마사지 음포의 위치

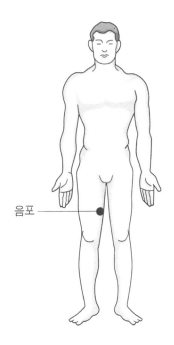

음포

곡천에서 40㎝ 위에 있다.

야뇨증이 있을 경우 태돈을 마사지 하라.

야뇨증이 있을 경우 태돈(太敦)을 마사지 지압하면 되는데, 이 급소에서 간의 순환계가 시작된다. 순환계에 흐르는 경수가 막히는 곳이 태돈인데, 족궐음의 맥이 흘러나오는 원천이다. 어떤 증상이든 살짝 눌러도 민감하게 반응한다. 이밖에 엄지발가락과 둘째발가락 사이의 급소 행간 역시 야뇨증을 치료하는 급소이다.

신통한 마사지 증상과 효과

배 옆구리에서 하복부와 하퇴내에 걸친 요복신경통, 대퇴신경통, 복재신경통 등일 때 이 급소를 마사지 지압하면 효과가 있다. 이밖에 부인과 질병에도 활용되고 있다.

신통한 마사지 태돈의 위치

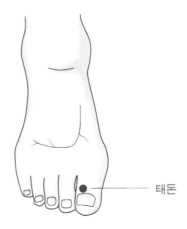

태돈

엄지발가락 발톱뿌리로서 새끼발가락 쪽으로 있다.

허리가 시릴 경우 음렴을 마사지 하라.

허리가 시릴 경우 음렴(陰廉)을 마사지 지압하면 되는데, 이 급소는 부인과 질병에 흔히 사용되는 곳이다. 예로부터 불임증을 치료하기 위해 뜸으로 시술하기도 했다. 하지만 위치가 위치인 만큼 실제로는 뜸을 뜨기가 어렵다.

신통한 마사지 증상과 효과

생리불순과 허리가 시리고 아랫배가 부을 때 이 급소를 마사지 지압하면 효과가 있다.

신통한 마사지 음렴의 위치

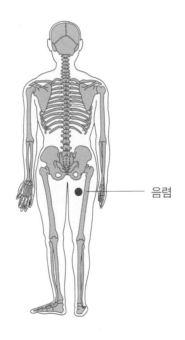

음렴

대퇴골의 내측상부, 기충의 두 치 밑에 있다. 즉 대퇴연결부에서 밑으로
6㎝ 내려온 곳에 있다.

가슴 부근이 아플 경우 천지를 마사지 하라.

가슴 부근이 아플 경우 천지(天池)를 마사지 지압하면 된다. 이것은 상반신에 나쁜 기운이 모여 심포의 순환계가 막히는 것을 의미한다. 증상은 가슴 속에서 떨걱거리는 것과 비슷한 소리가 들리거나, 목구멍에서 소리가 나는 듯하다. 또한 천지와 비슷한 높이, 즉 겨드랑이에서 손바닥 쪽 6cm 아래의 위 팔뚝에 급소 천천이 있는데 천지와 같은 증상을 치료한다.

신통한 마사지 증상과 효과

가슴에서 명치와 배까지 뻐근한 통증이 있고, 열은 있지만 땀이 나지 않으면서 머리와 목에 통증이 있다. 또한 겨드랑이 밑이 붓고 머리에 열이 나면서 한기가 있는 증상일 때 이 급소를 마사지 지압하면 효과가 있다.

신통한 마사지 천지의 위치

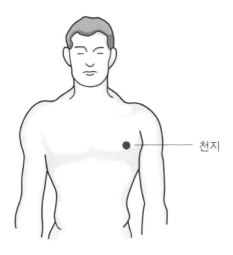

천지

유두에서 바깥쪽으로 3㎝위치에 있는데, 다른 말로 천회라고도 한다. 또
한 심포의 순환계와 담의 순환계가 서로 엇갈리는
곳이기도 하다.

심장발작이 있을 경우 내관을 마사지 하라.

심장발작이 있을 경우 발작을 가라앉히려면 내관(內關)을 마사지 지압하면 되는데, 이것은 심포경에 속하는 혈의 이름이다. 또한 아래팔뚝의 손바닥 쪽, 팔 굽과 손목의 중간 지점에 극문이 있다. 이곳도 심장발작 등 급성증상을 진정시킨다.

신통한 마사지 증상과 효과

팔 굽에서 아래팔뚝까지 나타나는 근육 마비 증세나 급 협심증 같은 심장 발작으로 실신했을 때 이 급소를 마사지 지압하면 된다. 또한 명치근처의 통증, 눈이 충혈 된 두통, 팔의 통증, 마비 등에도 효과가 있다.

신통한 마사지 내관의 위치

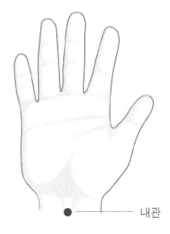

내관

손바닥 쪽 손목 금의 중간점에서 두 치 위에 있다.

신통神通한 마사지

스스로 문지르면 아픈 것이 없어지는 신통한 마사지

팔 신경통이 있을 경우 곡택을 마사지 하라.

 팔 신경통이 있을 경우 곡택(曲澤)을 마사지 지압하면 되는데, 이것은 심포경에 속하는 혈의 이름이다. 이 급소는 팔 굽에서 순환계가 커져 경수 흐름이 시작되는 분기점이다.

신통한 마사지 증상과 효과

 위 팔뚝에서 팔 굽, 손에서 팔뚝에 나타나 신경통일 때 이 급소를 마사지 지압하면 효과가 있다. 또한 명치가 아프고 열이 나며, 두통에 열이 오르는 증상완화에도 좋다.

신통한 마사지 곡택의 위치

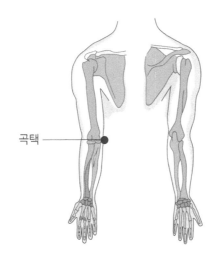

곡택

팔 굽을 45도로 굽혔을 때 팔 굽에 생긴 금의 중간이다.
다시 말해 구부러지는 안쪽의 움푹 팬 곳이다.

팔 통증과 마비가 올 경우
대릉을 마사지 하라.

팔 통증과 마비가 올 경우 대릉(大陵)을 마시지 지압하면
되는데, 이것은 수궐음심포경에 속하는 혈의 이름이다. 열
이 있지만 땀이 나지 않으며 손바닥이 뜨겁다. 겨드랑이 밑
이 붓고 명치에 통증이 있으며, 목이 붓고 입이 마른다. 모
두 심장과 연관된 증상인데, 대릉에 응어리나 통증이 나타
난다.

신통한 마사지 증상과 효과

팔의 통증이나 마비가 올 때 이 급소를 마사지 지압
하면 효과가 있다.

신통한 마사지 대릉의 위치

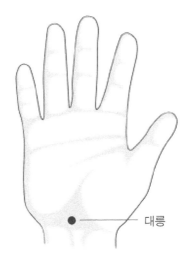

대릉

손바닥 쪽의 손목 금에서 중간에 해당하는 곳이다.

무병장수를 하려는 경우
족삼리를 마사지 하라.

무병장수를 하려는 경우 족삼리(족양명위경에 속하는 혈)를 마사지 지압하면 된다. 이것은 예로부터 무병장수의 급소로 알려져 있는데, 이곳에 뜸질을 하면 건강해진다.

신통한 마사지 증상과 효과

위장상태가 나쁘거나, 간장과 담낭증상, 당뇨병으로 인한 합병증 등이 나타난다. 몸이 나른하거나 몸이 여위고 갈증이 있으며 신경통, 뇌연화증, 뇌졸중 등의 발생에 매우 효과적이다. 또 호흡기의 이상으로 가슴이 답답하고 기침, 현기증, 발 냉증과 화끈거릴 때, 또 노이로제로 인한 콧병 등일 때 좋다.

신통한 마사지 족삼리 위치

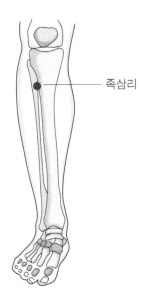

족삼리

무릎 아래 약간 바깥쪽 부위에 있다.

신경성위장병일 경우 여태를 마사지 하라.

신경성위장병일 경우 여태(족양명위경에 속하는 혈)를 미
사지 지압하면 된다. 이것은 위장작용을 높이면서 다음 경
맥으로 바뀌는 급소다. 즉 발끝에 있는 급소가 위장이나 내
장 등에 효과가 있다. 손끝과 발끝의 혈액순환이 원활해야
손발이 따뜻한데, 이곳을 자극하여 가슴과 배의 혈액순환이
원활해지면 여러 가지 증상이 제거된다.

신통한 마사지 증상과 효과

심신이 불안하거나 긴장할 때 위가 답답하면서 통증
이 있고, 구역질과 더부룩한 증상일 때 이 급소를 마사
지 지압하면 효과가 있다. 또한 당뇨병과 윗니의 통증
에도 좋다.

신통한 마사지 여태의 위치

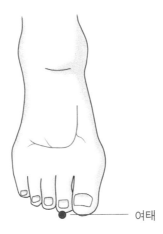

여태

둘째 발가락의 발톱 바깥쪽에서 조금 뒤에 있다.

안면마비나 경련이 일어났을 경우
사백를 마사지 하라.

안면마비나 경련이 일어났을 경우 사백(四白)을 마사지 지압하면 완화된다. 안면의 신경은 뇌에서 나오는데, 하나는 눈언저리와 미간부근에서 이마까지, 다른 하나는 사백에서 코, 눈 밑, 뺨, 귀 앞, 위턱까지다. 더구나 얼굴반쪽이 신경통으로 통증이 심하다. 눈에서 코와 윗니까지 통증이 나타날 때 이곳을 힘껏 지압해주면 어느 정도 완화된다. 안면경련이 일어났을 때도 마찬가지다.

신통한 마사지 증상과 효과

안면마비로 눈이 감기지 않고 근육이 굳어 있으며 통증이 심할 때 이 급소를 마사지 지압하면 효과가 있다. 이 외에 눈이 피로할 때도 좋다.

신통한 마사지 사백의 위치

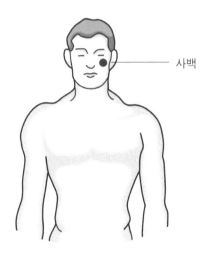

사백

눈 밑 뼈에서 3㎝ 내려간 코 옆 부근이다. 이곳을 누르면 통증이 눈 속까지 전달된다.

위경련 통증일 경우 양구를 마사지 하라.

위경련 통증일 경우 양구(족양명위경에 속하는 혈)를 마사
지 지압하면 된다. 이곳에 손가락으로 약간 길게 누르면 위
통이 제거된다. 또 무릎 통증, 붓는 발을 치료하는데 효과
적이다.

신통한 마사지 증상과 효과

위통은 신경성과 위장상태가 나쁠 때 발생하는데, 양
구는 후자의 경우에 속한다. 위경련처럼 심한 통증을
멈추는데 즉효다.

신통한 마사지 양구의 위치

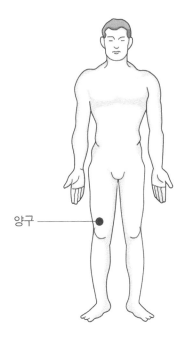

양구

무릎 뼈 조금 위쪽에서 옆으로 6.5㎝ 위치에 있다.

위암 초기일 경우 기사를 마사지 하라.

위암 초기일 경우 위암을 조기 발견했을 때 기사를 마사지 지압하면 된다. 목은 내장과 밀접한 관계가 있는데, 내장에 이상이 생기면 통증이나 통증이 없을 수도 있다. 어쨌든 개운하지 않고 왠지 기분이 찝찝하다. 예를 들면 구역질, 속이 허한 느낌, 방광에 오줌이 꽉 찬 느낌 등이다. 이것을 제거해주는 목옆 흉쇄유돌근 부근 급소가 바로 기사다.

신통한 마사지 증상과 효과

위암을 고칠 수는 없지만 조기발견은 도움이 된다. 기사는 나쁜 기운이 깃드는 곳으로, 위장기능과 관계가 깊은 임파절 가까이 있어 위장으로 인한 여러 가지 증상에 효과가 있다. 더구나 목, 어깻죽지 통증에도 좋다.

신통한 마사지 기사의 위치

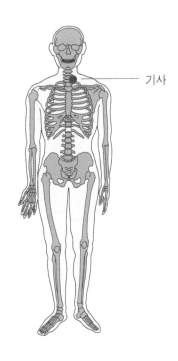

기사

흉 골 제일 위쪽 끝인 쇄골안쪽 끝에 있다.
와이셔츠 첫단추 바로 옆에 있다.

뚱뚱하거나 마른 여성일 경우
중완을 마사지 하라.

뚱뚱하거나 마른 여성일 경우 중완(中脘)을 마사지 지압하면 되는데, 이것은 임맥(任脈)에 속하는 혈이다. 위의 하구는 배꼽 위 3㎝ 정도인데, 이곳에 위치한 급소가 하완이다. 또한 위의 상구에 해당되는 위치한 급소가 상완이다. 중완은 상완과 하완의 중간지점으로 위의 입구와 출구 중간을 말한다.

식사 후 소화가 안 될 때 중완을 가볍게 마사지 지압하면 압통이 제거되고 등허리 근처의 응어리까지 풀어진다.

신통한 마사지 증상과 효과

설사, 변비, 두드러기, 현기증, 이명, 여드름, 정력증강 등을 비롯해 감정을 진정시키고 신체가 비만이거나 지나치게 마를 때 이 급소를 활용하면 효과가 있다.

신통한 마사지 중완의 위치

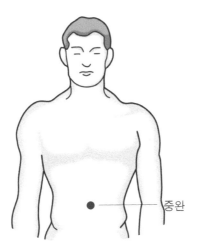

중완

배꼽 위 네 치쯤 되는 곳으로 위가 있는 부위에 있다.
위 안쪽의 한가운데를 말한다.

배가 차서 아플 경우 신궐을 마사지 하라.

배가 차서 아플 경우 신궐(神闕), 즉 배꼽을 마사지 지압하면 되는데, 이것은 임맥(任脈)에 속하는 혈이다. 이 급소는 지방조직이나 근막 및 근육도 없어 직접 복막에 연결되어 있어 강하게 눌러서는 안 된다. 따라서 지압보다 곤약을 데워 덮어놓거나 배꼽에 소금을 얹고 그 위를 따뜻하게 해야 한다.

어릴 때 배꼽에 묻은 때를 떼려고 하면 어른들이 배에 구멍이 나서 아프다며 말리든 생각이 난다. 이것을 떼어낸다고 배가 아픈 것이 아니라 배꼽에 자극을 주면 직접 복막으로 전해져 아픈 것이다. 이에 따라 자극을 주는 침, 뜸, 지압 등을 피하는 것이다.

그리고 체외에서 배를 따뜻이 해야 할 때 활용되고 있는 급소이기도 하다. 신궐은 복부상태를 파악하는데 이용된다.

신통한 마사지 증상과 효과

배가 차거나 냉해졌을 때 이 급소를 활용하면 효과적이다.

신통한 마사지 신궐의 위치

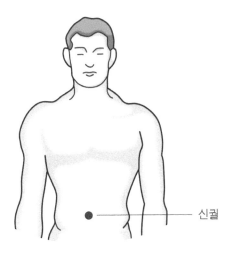

신궐

배꼽의 중심 부에 있다.

위장이 약해 설사를 할 경우
황수를 마사지 하라.

위장이 약해 설사를 할 경우 황수를 마사지 지압하는데, 이것은 남자의 불임을 치유하는 급소이다. 다리를 쭉 뻗게 하고 위를 향해 반듯이 눕힌다. 그런 후 이 급소에 양손 중지를 가볍게 댄 후 다리 쪽으로 향해 힘껏 훑는다. 이때 심한 통증이 있으면 실허증에 빠진 것이다.

신통한 마사지 증상과 효과

동계(심장의 고동이 보통 때보다 심해 가슴이 울렁거림)가 있거나, 명치가 아프거나, 위장이 약해 설사를 있을 때 이 급소를 마사지 지압하면 효과가 있다. 이외에 정력 감퇴나, 두통과 열이 많거나, 발이 찰 때도 좋다. 이 급소에 뜸 치료도 할 수 있다.

신통한 마사지 황수의 위치

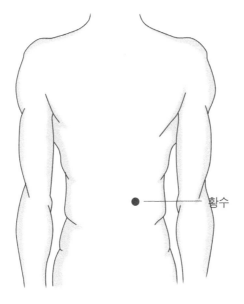

황수

배꼽 양쪽으로 1㎝ 떨어진 곳에서 조금 밑에 있다.

생리불순일 경우 조해를 마사지 하라.

생리불순일 경우 여성의 생리불순은 여러 가지 병의 원인이 되는데, 조해(족소음신경에 속하는 혈(穴)로서 안쪽 복사뼈 아래 우묵한 곳)를 마사지 지압하면 된다. 콩팥 순환계에 이상이 나타나면 급소 용천, 태계를 비롯해 이곳에서 이상 증상을 알아낼 수 있다.

신통한 마사지 증상과 효과

여성의 생리불순과 연관된 것인데, 목이 말라 기분이 엉망이고 허리가 아프다. 아랫배가 붓고 수족에 힘이 없고 차갑다. 왠지 토할 것처럼 속이 좋지 않으며 기분이 불쾌할 때 이 급소를 마사지 지압하면 효과가 있다.

신통한 마사지 조해의 위치

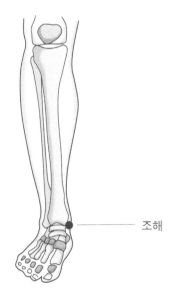

조해

안쪽 복사뼈 아래 우묵하게 들어간 곳에 있다.

목이 쉴 경우 운문(雲門)을 마사지 하라.

목이 쉴 경우 운문(雲門)을 활용하면 되는데, 한의학에서는 쇄골보가 위를 천부, 쇄골에서 배꼽까지를 인부, 배꼽 아래를 지부라고 한다. 운문과 중부에는 신경과 혈관이 복잡하게 얽혀 있는 곳이다. 하이킹이나 등산 때 오랫동안 무거운 짐을 짊어지고 걸으면 팔이 저리고 냉해지면서 배낭마비가 나타난다. 원인은 중부나 운문을 무의식중으로 계속 눌렀기 때문이다.

신통한 마사지 증상과 효과

견비통, 콧물감기, 목이 아프고 쉴 때 이 급소를 마사지 지압하면 효과가 있다.

신통한 마사지 운문의 위치

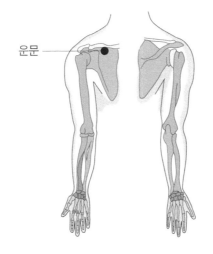

운문

쇄골 바로 밑에 있다.

■ 편 저 대한건강증진치료연구회

┃ 나홀로 중풍 예방과 치료 길라잡이
┃ 질병을 치료하는 자연식요법 길라잡이
┃ 질병을 치료하는 식이요법 길라잡이

마사지로 치료할 수 있는
질병과 건강비법

2021년 01월 05일 초판 1쇄 인쇄
2021년 01월 10일 초판 1쇄 발행

편 저   대한건강증진치료연구회
발행인   김현호
발행처   법문북스(일문판)
공급처   법률미디어

주소   서울 구로구 경인로 54길4(구로동 636-62)
전화   02)2636-2911~2, 팩스 02)2636-3012
홈페이지   www.lawb.co.kr

등록일자   1979년 8월 27일
등록번호   제5-22호

ISBN   978-89-7535-886-9 (03510)

정가   18,000원

이 도서의 국립중앙도서관 출판예정도서목록(CIP)은 서지정보유통지원시스템 홈페이지(http://seoji.nl.go.kr)와 국가자료종합목록 구축시스템(http://kolis-net.nl.go.kr)에서 이용하실 수 있습니다. (CIP제어번호 : CIP2020046419)